不為小事抓狂的50個練習

西多昌規◎著　郭欣怡◎譯

大腦決定你的「度量」

「器が小さい人」にならないための50の行動：
脳科学が教えるベストな感情コントロール法

前言

你的「度量」由大腦容量決定！

一個人的「度量」，打從娘胎就已成定局？還是由ＤＮＡ或原生家庭、人生經驗、朋友的多寡等而決定的呢？事實上，以上皆非。**一個人的「度量」是練習而來的，同時受到醫學及科學影響所決定的；**這也正是本書想傳達給大家的最大宗旨。

度量大小，與學歷、職位或人生經驗都無關。一個有度量的人，指的是擁有智慧、情感、善解人意的個性特質，同時具包容力，能以長遠的眼光來看待事情，同時也是一個值得大家尊敬的人。

相反地，「度量狹小」指的又是什麼樣的人呢？即為了芝麻小事便急躁不安，常因為眼前發生的事而時樂時憂，為他人的幸福或成功而眼紅。而且，這種人通常最討厭別人說他「沒度量」。

◀ 大腦處理能力太差，易成為失控哥、失控姐

我是一位精神科醫生，到目前為止已治療過許多患者。直至今日，我仍然站在醫療的最前線。最近常為一件事感觸極深，除了來醫院求助於我的患者，在職場或捷運等公共空間裡，似乎出現越來越多無法控制情緒的人。在職場失控、毆打家人、只是在街上與人擦撞，最後卻引爆成激烈的口角戰等。這種情緒沒有散發空間，處於一觸即發的「失控哥、失控姐」正持續增加中。

以腦科學的觀點來看，這些人的大腦處理能力正處於一個極端瀕弱的狀態。**只要人的大腦處理能力降低，就無法同時處理發生於同一時間的事情，更不要說是突發事件了。**由於完全不在自己的預想情況中，因此只要一遇到突發狀況便立刻情緒大爆發，處於焦躁不安的狀態裡。

總而言之，一個人的度量是由「大腦容量」決定的。因此，**我認為可以藉由提升大腦和情緒的處理能力，成功增加自己的度量。**讓大腦獲得新知識進而訓練大腦，可

以防止腦容量變小喔！

在本書當中，我將以精神科醫生的臨床經驗，同時結合從大腦科學、睡眠科學等獲得的知識，以及在哈佛醫學院裡的課程，與各位分享所學到的專業知識與技巧。

◀ 實踐50個練習，提升大腦效能

看了許多成功者的經驗談或偉人自傳後，仍自覺毫無進步的人，只要能學習大腦科學、精神醫學，以及心理學的正確知識，並實踐於生活中，就算短時間無法看到明顯的成效，但以長期的眼光來看，對於大腦容量的擴充的確是有幫助的。

本書由7個章節構成，即使平時忙於工作的人，**只要能將書中提到的50個練習落實於日常生活中，就能有效率地提升大腦處理能力，讓自己變成一個有度量的人。**不管是已經擁有許多部屬的大老闆、立志成為企業家的學生，望子成龍、望女成鳳的父母親，或希望自己在能力上或人格特質上能夠常保年輕有活力的人，這本書都能夠幫助你改造自己的大腦容量。

只要能將本書介紹的50個練習放在心上，隨時實踐於生活中，你的心與身體都將多出許多「空間」。或許周遭的朋友不會當面跟你說：「哇！你真的是一個很有度量的人。」但和未看過此書的人相較之下，一定會很快成為讓朋友尊敬的人。

目錄

第2章

懶惰會傷害大腦？——大腦變快樂的8個方法……43

第3章

壞脾氣是「遺傳」？別找藉口！
——增加大腦可塑性的7個技巧……75

第4章

生氣時，做的決定都是錯的？——大腦判斷力的7個養成法……103

第5章

快抓狂時，該怎麼辦？——7個冷靜情緒的控制法 133

第6章

睡覺有助大腦「重新開機」?——修復大腦的7個好習慣 161

Chapter 1

為什麼你會情緒失控？

不失控的7個方法

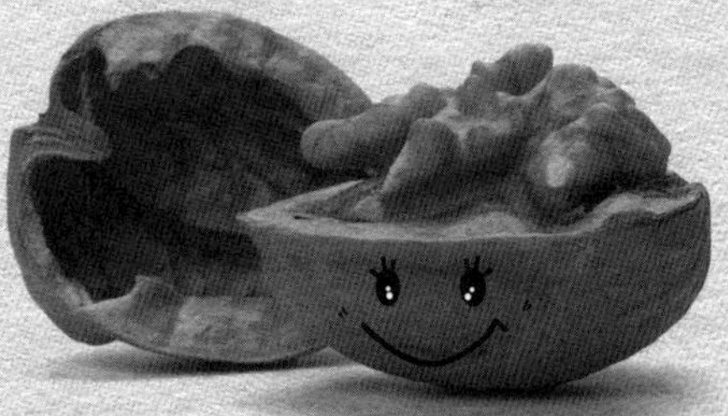

練習

01

憤怒前提醒自己：「我要的結果是什麼？」

你有這種經驗嗎？手邊的工作差不多可以如期交差，卻突然又被主管賦予其它工作，或是某個新任務又臨時找上門，打亂自己的工作步調，這時候，脾氣再好的人，都會想大抓狂吧？

「智慧型手機」讓我們的生活更便利，但不論是工作或私領域，都可能「更方便」被賦予一些「臨時任務」，如此一來，多數的上班族可能會忙得連喘口氣的時間都沒有。一旦大腦長期處於過度緊張的狀態，將因過度處理資訊而讓大腦功能變得遲鈍。**若長期持續這種狀態，不知不覺間，大腦的處理能力將越來越低落，導致情緒變得容易失控，最後還可能遷怒周遭的家人或朋友。**

◀ 易生氣、失控，表示大腦功能退步了

目前的社會資訊如此多樣化，很容易碰到讓自己生氣或不開心的事情。我們常耳聞一些有關「失控哥」、「失控姐」的新聞，即使是年紀不小的人們，也常因為「抓狂」而引發社會暴力事件。事實上，各位是否常在搭乘的捷運或店家內，聽到隔壁的抱怨發言呢？當自己忍無可忍，情緒真的到達憤怒頂點時，這時，請靜下心來，針對自己憤怒的理由，冷靜地再思考一下吧！

體內的「衝動情緒」不知道會讓自己闖出什麼大禍，不管看到誰都會「直接地」表現憤怒情緒，這時的自己正陷入一種「無法控制自己」的狀態。只要出現以上三種特徵中的任何一種，就是一種危險訊號。**當一個人完全無法控制自己時，就表示極可能已成為一個「度量狹小」的人。**因為一點小事就生氣的人，所表現出的小氣行為，只有當事者無法看見。但對周遭的人來說，你的行為可是一目瞭然啊！

那麼，我們來思考一下什麼叫做「憤怒」？所謂的「憤怒」可以分成兩大類。**第**

一種是「擁有敵意，情緒性的行為」，會想對人展開攻擊，屬於主動性的「攻擊性憤怒」。**第二種是「當別人對自己展開攻擊時，為了防衛而表現出的憤怒情緒」**，如同運動比賽時的防守動作，是一種在規範的範圍內所出現的「被動式憤怒」。

◀快要發脾氣時，請先「深呼吸」！

「攻擊性憤怒」正是存在於現實社會中的問題行為。充滿敵意的「攻擊性憤怒」，如同前述一樣，同時具備了「度量狹小者」的三大特徵——**「衝動」、「直接」、「無法控制自己」**。

即使是一個有度量的人，也不可能完全沒有憤怒的情緒。只是他們內心的憤怒情緒，與所表現出的憤怒特徵，剛好與前述的三個特徵相反。**若是有度量的人，其憤怒行為的特徵是「有計劃性的」、「潛藏於內心的」、「可控制的」**。因此，他們不會任由憤怒情緒蔓延，進而破壞職場的氣氛、讓員工人數減少。因此，能讓自己所屬的組織越來越大。

和人類相較之下，動物的憤怒是本能性的。他們幾乎都是為了留下自己的後代，而出現雄性動物爭鬥的場面。伴隨他們爭鬥時所出現的憤怒情緒，大多以動物的交合行為所衍生，絕對不是因為情緒抓狂而出現的行為。

在我們即將抓狂之時，必須將體內的憤怒轉為「有計劃性的」、「潛藏於內心的」、「可控制的」。我們先將科學上的根據放一邊，先來談談實際的應對方式吧！

首先，請先深呼吸，拉長吐氣的時間，讓自己的心情先穩定下來！**「吐氣」可以緩和身心的興奮情緒，以及副交感神經的作用。**接著，請再重新思考一次自己原本的目標為何，這是一種再次「喚醒」及「提醒」自己最終目標的心理步驟。

◀ 別被「短暫的憤怒」牽著鼻子走

談到這種再次喚醒及提醒自己最終目標的行為，最具代表意義的莫過於「韓信的胯下之辱」。韓信是秦朝末年到前漢初期的名將，為漢高祖的三傑之一。韓信年輕時為無賴，擁有強健的體魄，雖身擁與自己身分不配的名劍，卻苦無出頭之日，每天在街上閒晃。因此，街上的少年便以言語挑撥性地對他說：「你真是個膽小鬼！你用那把劍刺我啊！我看你也不敢，如果你不敢，就從我的胯下鑽過去吧！」

然而，韓信不但沒有抓狂，反而默默地從少年的胯下鑽了過去，圍觀的人皆大聲嘲笑韓信。當時的韓信被當成笨蛋耍，但他深知自己的目標只有一個——「恥為一時，志為一世。因此我不能在這裡殺了這個人。」這時，韓信做出了冷靜的判斷。

當我們的「度量越大」時，就越不會被短暫的憤怒所操縱。冷靜地思考，就能找出究竟什麼東西才是對自己最重要的。假如能夠在憤怒之前再次喚醒、提醒自己：「我要的最後結果是什麼？」就算事情不如韓信的「胯下之辱」嚴重，至少也可以防止抓狂悲劇的發生。請各位一定要執行本書所提供的各種方法，拓展自己的度量。

練習 02

一次處理一件事，大腦不當機

大腦中的「腦垂腺前葉」（可分成眶額皮層、背外側前額葉皮層、帶狀迴等部位，**是處理憤怒情緒時的重要角色。）最代表性的功能就是「工作記憶」。**這對人類來說是不可或缺的記憶功能，是只有人類才擁有的高等功能，例如：道德觀、判斷力、心情等，都跟腦神經系統有很大的關係。

所謂的「工作記憶」指的是「將必須執行的工作在短時間內先記憶起來」。或許大家會覺得這和大腦海馬體（又稱海馬迴，為組成大腦邊緣系統的一部分，有記憶及空間定位的作用。）所負責的短期記憶是一樣的，但其實兩者間有些微的差別。「工作記憶」是在保持記憶其他情報的前提下，同時執行其他的情報處理工作。也就是說，**「工作記憶」在大腦同時處理兩件以上的事情時，能一起發生作用。**

◀無法一心多用？因為大腦的處理力降低了！

做一件事情時，也能夠同時考量另一件事情，並同時繼續執行工作——這就是「工作記憶」的主要概念。將「工作記憶」模式化之一的學者——英國約克大學的阿朗·巴德里教授，在一次開車時，聽著英國人最愛的橄欖球比賽轉播時，突然靈感乍現的。因為他當時十分沉浸於球賽當中，突然覺得「開車」這件事變得好困難，於是，他便想到了「工作記憶」這樣子的概念。

「工作記憶」低下代表著什麼意思呢？指的不是短期記憶的容量降低了，而是人變得無法專注。**因此，當注意力下降，不管做什麼，大腦都無法好好工作時，就表示大腦的「工作記憶」功能降低了。**

例如，憂鬱症患者會出現記憶力變差、無法集中注意力或常忘東忘西。「醫生，您剛說到哪裡了？」、「我最近為什麼常常忘東忘西啊？」——我的診療現場經常可以聽到這樣子的發言。這樣的情形並不是因為海馬體已經萎縮，是表示工作記憶的功能已經降低了。另外，沒有特別原因而感到焦躁不安、易怒的人，也可推斷是因為工作記憶功能降低所導致的。

萬事纏身時，工作記憶功能容易當機

美國費城大學的研究團隊於發表的論文裡，提出了一個比較結果。他們將被稱呼有「情緒障礙」的24名患者，也就是完全無法控制自己衝動情緒的患者之工作記憶，與一般的健康者做了比較。

根據該結果指出，在經過數個工作記憶的相關檢查之後，發現有「情緒障礙」患者的工作記憶功能的確明顯地較低。

在現實的社會當中，工作時突然插入的臨時電話、與客人的應對、宴會的籌備、送孩子的禮物等，好多事情必須同時處理，要考量的事情也很多。**當我們陷入這種萬事纏身的狀態時，工作記憶的功能就會變得較低。**當我們同時要處理好幾件事，又再給予大腦更多負荷時，腦垂腺前葉可能會發出悲鳴，讓情緒瞬間爆發！

大腦的處理效能，從工作表現即可看出來！

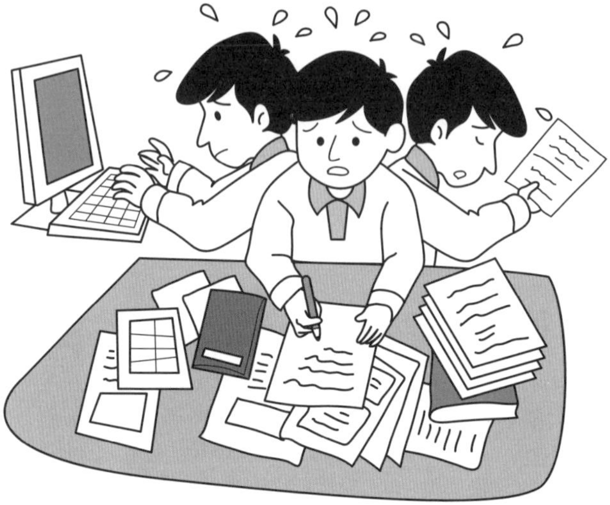

✕ 一次處理太多事情，容易讓自己變得手忙腳亂。

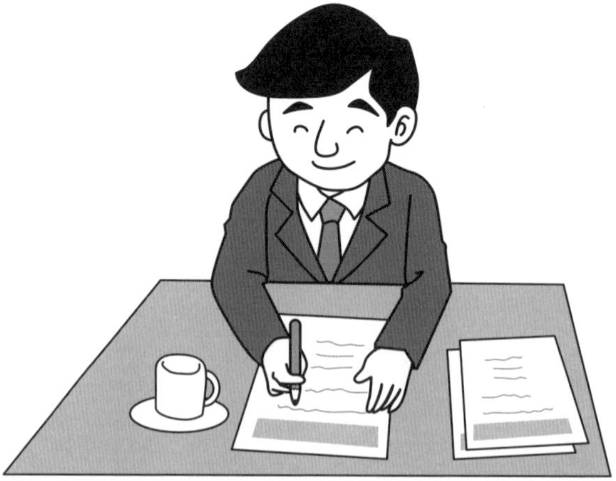

○ 擬定優先順序，有計劃的進行，幫自己創造空間與時間。

◀ 想管好大腦？別做超出負荷的事

讓工作記憶功能增強的方法就是「工作記憶訓練」。從實驗中可以得知以下結果，「工作記憶訓練」和訓練大腦的遊戲有許多的關聯性。最容易了解的例子就是撲克牌遊戲——「心臟病」。這個遊戲必須同時處理已記住的記憶和思考的事情。也就是說，**每天勤做大腦訓練，就能夠讓大腦的工作記憶能力增加。**但另一方面，也有人提出不同的批判，認為大腦遊戲是「完全無效」的。不過，這也是事實之一！

事實上，**當我們想好好管理工作記憶的同時，必須切記，絕對不可以做「超過能力負荷」之事。**一直讓小孩子學習許多才藝的父母，也可能因此而抹殺了孩子剛萌芽的某項才能。決定事情的優先順序時，能夠較晚再處理的事情，只要先做筆記，待有空時再來處理也可以。**可以簡單寫在便條紙上，也可以將其記在電腦或手機上。**

◀ 睡好覺、善用工具，記憶力會變好

此外，**「充分的睡眠」也能增加工作記憶**。根據日本國立精神．神經醫療研究中心精神保健研究所的栗山健一室長的研究也同時指出，擁有充分睡眠和長時間處於疲勞狀態的人相比，前者的工作記憶功能是較強的。

以我個人的意見來說，與其做一些大腦的訓練遊戲，**不如利用文具或數位機器等，提高工作效率，同時也確保充足的睡眠，就可以提高大腦的工作記憶功能了**。和勤做大腦訓練的人相較，下工夫幫自己創造一個高效率工作環境的人，比較像是一個「有度量的人」！

練習
03
「反省」很厲害，可以增加腦容量

每個人應該都有不想生氣，但卻不得已而生氣的經驗。可是，生完氣的你是抱持著什麼樣的心情呢？我想，應該不會有人覺得「剛才生了一場氣，真是痛快」吧！

幾乎所有的人在生過氣之後，都會覺得「糟了！我剛才好像氣過頭了」、「我真是個小氣的人耶……。」應該有許多人在高亢的情緒尚未獲得平復之前，就開始後悔了吧！

在我的患者裡，當他們精神狀態不好時，通常會出現憤怒與過度興奮的情況。甚至是平常看起來十分安靜的憂鬱症患者，也可能直接跳過焦躁不安的階段，直接進入憤怒的階段。

在精神科的領域當中，我們常使用「易怒」與「易刺激」這兩個用詞，分別是

「容易生氣」及「容易受刺激」，用「觸摸腫脹的傷口」來比喻最恰當了。有時候在看診時，易怒的患者也會激動地把氣發到我身上。

◀ 出現「失落感」、「反省」的情緒，是好事

但是，即使是這種「易怒」的患者，當他們情緒平復之後，就會開始反省、並跟我道歉——「剛才真的很對不起」、「當下連我都覺得自己很奇怪」。當患者向我道歉時，我總是面帶笑容地跟他們說：「我一點都不在意，有時侯我也會這樣。」

由此，我們可以很容易地想像憤怒者在憤怒過後，內心那股強烈向自己襲來的愧疚感。傷害到對方的後悔心情，或者氣自己不能好好控制情緒的「自我討厭」反應，其實一點都不罕見！

這樣子的情緒是「人之常情」。然而，最令人頭痛的是，有些人在生氣過後只覺得「發完一頓脾氣後，心情舒暢多了」，卻不打算反省自己。**人在生氣後所衍生的失落感、反省的情緒，是幫助我們能更加控制脾氣的過程。**

◀ 記取生氣的經驗，有效增加腦容量

位於大腦的額葉聯合皮質區（frontal association cortex）的功能是「抑制憤怒及反省」。美國威斯康辛大學的理查・J・大衛森教授針對攻擊性或憤怒等情緒，對於大腦功能的作用做了最先進的研究。他的研究團隊指出，針對善於控制自己憤怒情緒的人做腦波測定，結果發現他們左腦的活動現象較活潑。

大衛森教授並沒有將人類的感情處理方式單純地以左、右腦來做分類，他所提倡的是結合額葉聯合皮質區及杏仁核的聯合控制模式。或許接受自己的憤怒，並且反省自己的行為是很困難的，但只要提高額葉聯合皮質區的功能，就能讓杏仁核創造「控制情緒」的系統。**藉由「反省」來鍛練腦垂腺前葉，就能控制自己的憤怒情緒。**

生完氣後，將該次經驗中所學習到的事情放入大腦中，讓自己能在每一次的憤怒中皆獲得成長。藉由這些經驗的累積，還可以增加大腦的腦容量喔！

練習

04

找到「憤怒開關」，記住它、關掉它

處理人類憤怒情緒的大腦系統與結構十分複雜，與之相關聯的領域很多，有許多部分到目前為止仍是個謎。可是，有些已向世人提出，並經由科學印證後所得的研究結果，其中有些項目還能應用於日常生活之中。

關鍵在於我們的「記憶」。大家記得自己生氣時的樣子嗎？我想，應該沒有人能夠一字不漏地全部記住吧！雖然無法完全記住自己生氣的樣子，但是總會記得容易觸動自己「憤怒開關」的事件吧！

因部屬犯錯而斥責他們的時候、在公共場合看到不守社會秩序的人時、責備不聽話的孩子等，這些都是觸動「憤怒開關」的例子。如果能順利解決，一般人大概都不會生氣，但只要時間一變得緊迫，或對方做出一些令人厭惡的動作時，自己的怒氣便可能一觸即發。**因此，要避免自己陷於一觸即發的狀態，就必須先觀察自己，**「**我到底遇到什麼樣的事件時，會變得比較容易抓狂？**」

◀ 大腦會不斷從「經驗」中學習

請大家了解自己在什麼樣的狀況下容易爆發，或無法抑制憤怒，其實是有意義的。因為這種記憶和背單字、知識等的記憶是不一樣的。這樣的「記憶」被稱為「情節記憶」，**指的是將原本位於短期記憶儲藏庫海馬體中之記憶，經過一段時間後再移至腦垂腺前葉中，所創造出的記憶。**海馬體萎縮的阿茲海默症患者雖然無法記住近期發生的事，卻總是能記住年輕時的樣子與發生的事情，這就表示主宰「情節記憶」的腦垂腺前葉的功能仍存在。

「情節記憶」也可說是一種經驗吧！大家常說年紀越長，人就會變得越圓融，我想這是因為**大腦不斷地從「情節記憶」中學習，最後才能養成待人處事圓融的人格態度。**從過去的痛苦失敗中學習，這是只有擁有高度大腦功能的人類才有辦法做到。

然而，事實雖如此，卻還是有很多人因為憤怒而做出一些令自己後悔的事。這不能怪罪於記憶力或理解力不好，關鍵在於處理憤怒的大腦總管──「腦垂腺前葉」發生問題。

◀ 應變能力越好，越不容易抓狂

在實驗心裡學上有一種稱為「逆轉學習」的實驗。在該實驗中，我們會讓參加實驗者看A和B兩張照片。當拿出A照片時，只要按下按鍵就能獲得獎品，相反地，拿出B照片時，假如按了按鍵就必須受罰。在大家都熟悉規則後，便將規則「逆轉」。也就是說，若想獲得獎品，必須在看到B照片時，按下按鍵才行。

英國牛津大學的艾姆特．羅爾斯教授，將健康者與腦部受損患者的實驗結果做了比較。結果指出，健康的人在規則逆轉時，便能立刻察覺規則出現變化。可是，腦部受損的患者，縱使已經遭受了處罰，還是以逆轉前的規則來持續做出反應。

也就是說，「逆轉學習」的概念不受限於過去的成功或失敗經驗，是一種測驗能否隨當下狀況做出應變的能力測試。**只要擁有「逆轉學習」的能力，就能對於突發事件表現出淡定的態度，耐性倍增，同時也變得不容易抓狂。**

因此，多累積一些人生經驗，的確會讓人格越來越圓融，度量越來越大。

別總是一成不變，「嘗鮮」能訓練應變能力！

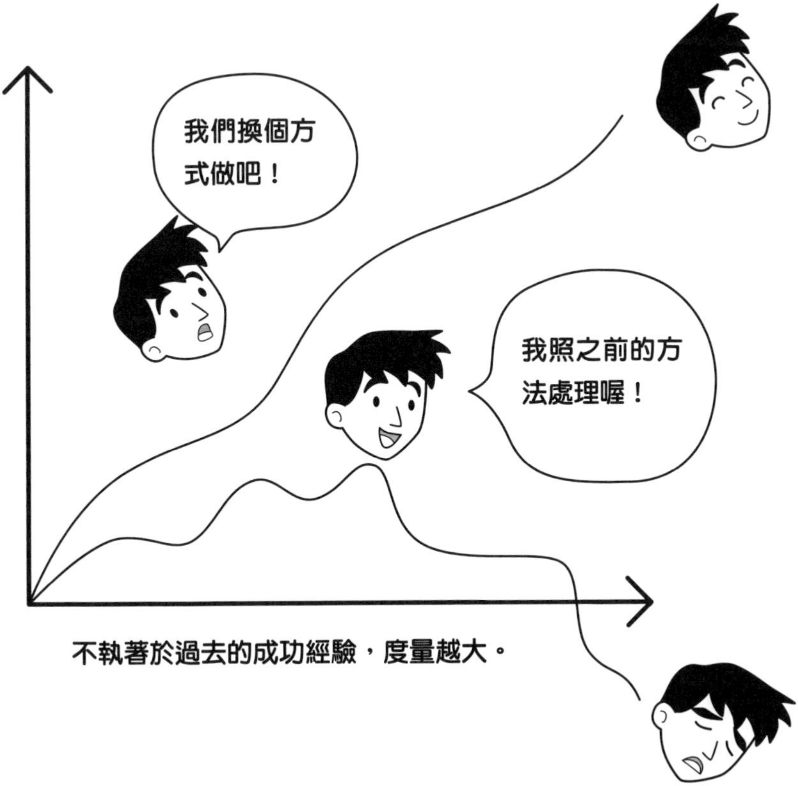
我們換個方式做吧！
我照之前的方法處理喔！
不執著於過去的成功經驗，度量越大。

練習
05
換「別人的腦袋」思考，丟掉主觀

請想像一下，假設各位終於成功預約到一間人氣爆滿的餐廳，邊吃著美味可口的餐點，邊喝侍酒師介紹的美味紅酒。用餐到一半時，與侍酒師確認了紅酒的剩餘容量，侍酒師表示：「剩一半。」

當聽到這樣的回覆，你的心裡會怎麼想呢？「我已經喝一半了啊……。」——因為覺得很可惜，紅酒只剩下一半，所以心情也跟著沉重起來。

這時，假如能夠改變觀點，將「只剩一半」的心態做180度的大轉變，變成「還剩一半」，就能讓心情常保於健康的狀態。以心理學的用語來說，**這種轉變看待事物的觀點叫做「換框法（reframing）」**。顧名思義就是「重新裝設框架」的意思，**這裡所謂的「框架」指的就是對事物的認知觀點。**

◀「如果是他，會怎麼想？」請常常這樣問自己

人類總是習慣將事物冠上某種意義，再以自己的喜好來解釋該事物，但是，人們看待事物並不客觀。因此，當我們看待一件事情時，就算不構成偏見，多半也都還是依照自己的觀點來思考。

「換框法」可以適用於許多不同的狀況。現在景氣越來越差，社會上開始瀰漫著一種為生活而苦的低迷氣氛，每個人都生活在嚴苛的社會底下。可是，假如我們可以換個觀點，將它想成：「這個讓我們一直想逃跑的痛苦環境，其實才是一個能夠培養度量的好環境。」這麼一來，我們就能積極地面對生活考驗了。

事實上，許多心理學的知識皆能運用於現實生活中。我也常對患者及實習醫生們說：「試著以他人的大腦來思考。」請他們試著想像，假如是別人，會如何思考、看待眼前的事情，請他們開始想像假設的情形。擬定假設情形的思考方式，對於研究有很大的幫助。**在職場上，雖然邏輯力及知識是必備的，但也需要「想像力」。**

當我們假設一件事情時，必須具備以「他人之腦」想像事物的能力。**老是畫地自限，完全按照自己的思考模式，便會被陷於固定的框架裡。**以「他人之腦」思考的能力，是透過與人的溝通、閱讀及不斷累積的社會經驗所習得的。

◀ 憤怒、不安、害怕時，一定要用「換框法」思考

亞斯伯格症候群（Asperger's syndrome，簡稱AS）等有神經發展障礙的人，很難以「他人之腦」來做假設的想像。可是，**經常思考一些嶄新的創意或有趣的假設、接受多樣化的價值觀、能夠變通的思考方式等，才是能夠培養度量的必備習慣。**

「世上不是只有自己的價值觀才是對的。」、「如果是他，會怎麼想呢？」——請養成這樣的思考習慣吧！尤其感到憤怒、不安、或害怕的時候，請試試「換框法」吧！即使無法立刻改變內容，只要稍微改變一下框架，心情就能得到解放。這時候，你體內的「度量框架」也就會越來越大！

練習
06
大腦很老實，承認自己的嫉妒心是正常反應

「幸福，因為看到別人不幸而湧現的舒暢感。」這個帶點諷刺性的格言是出自於美國的短篇作家安布羅斯．皮亞斯之手。這句話極為諷刺，雖然聽起來不是很令人舒服的句子，但卻是一針見血地剖析了人們的內心世界。嫉妒、見不得人好的情緒永遠是人類的通病。看著同事比自己先出頭天、看到以前的朋友事業做得十分成功、看到自己的麻吉娶了一位絕世美女等等，當我們得知別人的成功或幸福時，你是真心祝福，還是心生嫉妒？

老實說，世界上沒有人可以逃過嫉妒心的侵襲。「哼！算他好狗運吧！」、「我原本也可以的，只是我的運氣不如他。」等等，這才是你心裡的最佳寫照吧！有時候，你可能會開始討厭無法誠心祝福別人的自己，覺得自己度量太小。我想，大家聽

到別人的好消息時，表面上都會開心地說著：「那真是太好了。」以祝福的態度面對，沒有人會將自己的嫉妒搬上檯面。

然而，這時你的嫉妒心已經完全消失了嗎？我們可以從最近的實驗裡了解，**「嫉妒心」是根深蒂固存在於大腦裡的。**

◀只要是人，難免會「幸災樂禍」

京都大學的高橋英彥教授與放射線醫學綜合研究所的研究團隊，製作了一段影片。當被實驗者看影片時，利用核磁共振來解析這些人當下的大腦樣貌。影片內容是這樣子的，除了學校成績與經濟狀況普普的主角之外，也請被實驗者閱讀其他3個配角的背景資料。

第一位配角和被實驗者同性別，將來的求學之路、人生目標及興趣都是一樣的。可是，他的成績卻比被實驗者優秀，而且家裡有許多輛高級轎車，也十分受異性歡迎，這些條件都是「在被實驗者之上」。也就是說，這位配角是個可敬的厲害對手。

他人的不幸，竟然使「大腦線條體」更活躍！

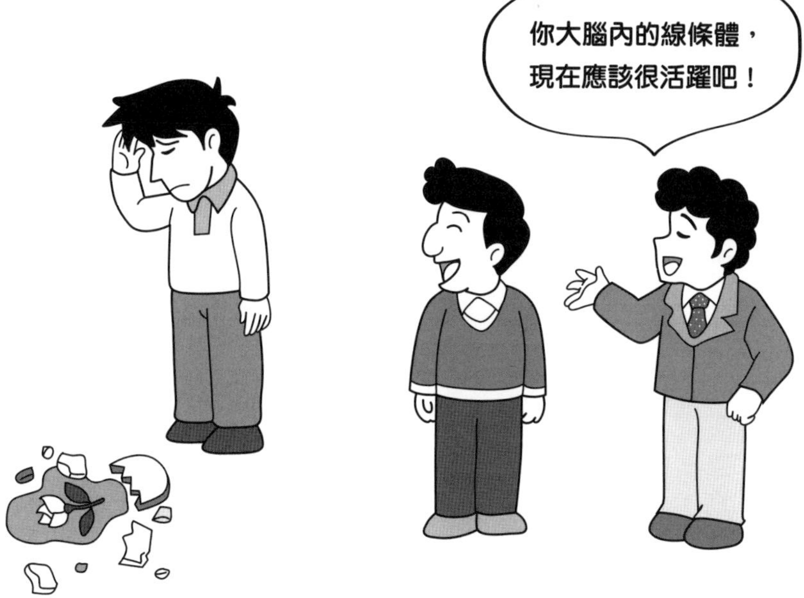

再來，第二位配角和被實驗者不同性別，人生的目標和興趣截然不同，生活模式也大不相同。不過，和第一位配角一樣，也是能自動自發唸書及受異性歡迎的角色。最後，第三位配角也和被實驗者不同性別，人生目標和興趣也完全不同，但是，他的成績、身上行頭以及受異性歡迎的程度等條件，與被實驗者是棋鼓相當的。

實驗結果到底如何呢？

「大腦」果然很老實。當被實驗者看到第一位「可敬」的厲害對手發生不幸時，他反而越開心，主宰快樂與意志的「大腦線條體」確實變得比較活躍。也就是說，**當我們目擊別人的不幸時，大腦內的線條體將變得十分活躍。**縱使下定決心，要誠心地接受別人的成功，但「大腦的線條體因為別人的失敗而感到喜悅」的這個事實，是不可否認的。

◀ 發自內心「讓別人快樂」，嫉妒心才會消失

那麼，我們要如何將這個事實運用在現實世界裡呢？應該如何採取行動呢？首先，請不要討厭因為別人失敗而感到開心的自己，因為，「嫉妒心」是與生俱來的個性特質。只要是人，大腦內都有著「幸災樂禍」的想法。因此，**當這種討厭的情緒湧上時，絕對不要責備自己「度量太小」，只要虛心接受這種情緒就好了。**

請各位放心，人類的大腦內也有「因為對方快樂，自己也更快樂」的正向想法。

例如，希望能成為搞笑藝人的人，體內應該都有著「只要你開心，我也會開心」的回

饋模式吧！試著讓他人笑及感到開心吧！就算不如藝人的能言善道，也可以從「送小禮物，為朋友帶來驚喜」，或者「與朋友相約在美麗的地方聚會」，創造快樂的情緒。請大家一起分享為別人帶來歡樂的經驗吧！

練習

07

找一個「有氣度」的人，學習他

「希望能夠變得和自己尊敬的偶像一樣。」——這應該是每個人都曾有過的願望吧！在心理學用語當中，這叫做「同一化」。**所謂的「同一化」，指的是模仿心中「很重要的人」，透過相同的思考方式、相同的感覺、行動，將對方的行為內化成自己的過程。**所謂的「內化」指的是將對方的想法變成自己的想法。

人類並不會主動地執行「同一化」這個行為。以佛洛依德學說來針對自大、自卑感等做解釋的精神分析世界裡，**同一化的對象通常是父母，特別是「父親」最多。**或許有人提出相反的意見，認為「我討厭和父母做相同的事情」，可是，就在各種曲折、糾葛的內化過程當中，小孩子便誕生了。

◀模仿自己認識的人，效果最好

即使父母或父親不是模仿的對象，就成功來說，很多人還是想變得跟偶像一樣。「想成為一個受部屬尊敬的上司。」、「希望成為公司內部的頂尖業務。」——你可以許下如同上述的目標，因為太脫離現實的目標只會讓人感到厭惡。**與其有個抽象、遙不可及的目標，不如以「自己認識的人」為模仿對象，更能提升動力。**與其以蘋果創辦人為模仿對象，倒不如以自己的上司為目標，還比較有動力前進。

雖然證據尚不足夠，但據說神經科學中的「鏡像神經元理論（Mirror neuron）」和「同一化」之間有很大的關係。所謂的「鏡像神經元理論」指的是在高等動物的大腦內，除了自己行動時，神經細胞會活動之外，當大腦處於觀察別人行動時，也能夠把外在世界的行為投射在鏡像神經元上。

也就是說，**當我們看著別人的行為時，大腦也會映射出對方的行為。**這個模式彷彿一面鏡子，因此才有如此的命名。

◀ 模仿身邊的成功者，有助於人格養成

提倡「鏡像神經元理論」的義大利帕爾馬大學的神經生理學家里佐拉帝表示，在猴子欲抓取食物時，他同時研究了猴子的大腦功能。結果發現，主宰運動功能的大腦區域內，竟然出現了像鏡子一樣，十分活躍的神經細胞群。於是，他便將直接電極插入猴子的大腦內，調查細胞的電位活動。

「鏡像神經元理論」是否只存在於運動功能內？情緒與共同的情感、社會群居性等人類特有的高等功能是否也適用於「鏡像神經元理論」呢？這點尚在研究階段，因為我們不可能直接用電極插入人類正處於興奮狀態的腦神經細胞。

可是，直接觀察別人的行為或言行舉止，即使和「鏡像神經元理論」沒有太大的關聯，至少，也可以達到學習或累積經驗的效果。不管以心理學或腦科學的角度來說，**比起那些歷史上或虛構的人物，實際模仿眼前的真實人類，對正向的人格發展才能有所幫助。**

Chapter 2

懶惰會傷害大腦？

大腦變快樂的8個方法

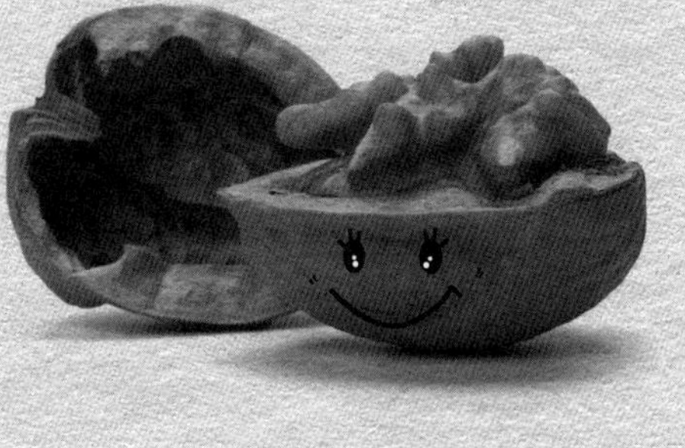

練習08

「讚美」能讓大腦開心，增加「多巴胺」

度量越大的人，越懂得如何善用「獎勵」來振奮人心。歷史上，被讚譽擁有氣度的偉人們，幾乎都很會運用獎勵來提振軍心。開啟日本室町幕府的足利尊氏（為日本歷史上，開創第二個幕府時代的征夷大將軍），當時財政雖然已經出現虧損狀態，他還是很大方地給予武將們賞識。根據塩野七生所寫的「羅馬人的歷史」一書中記載，凱撒大帝在待人處事上也是非常大方的。

當然，也可以適時地給予自我獎勵。例如：「完成這個計劃之後，就出門旅行吧！」、「下一個企劃案成功後，就來買一套好的西裝吧！」像這樣為自己設定達成目標後的獎勵行為，也有提高鬥志的效果喔！我也常犒賞自己，像是跟自己預告：「論文寫好後，就去吃一頓美食吧！」適時地獎勵自己，能讓人生更充實！

◀多巴胺是快樂因子，「讚美」會增加，「責罵」會減少

可是，不管多好的獎品，「獲得別人的認同」對人類來說應該就是最大的獎勵了。**因為受到別人的稱讚或認同，可以滿足內心裡「自我認同」的慾望需求，大腦也會因此而感到開心。**

人類的大腦裡有一個叫做「報酬系統」的回饋組織，只要大腦得知「成功達成某事，並獲得某種報酬」時，大腦的腹側被蓋與伏隔核的部分就會變得活潑，而這個變得活潑的物質就是「多巴胺」。**「多巴胺」是一種分泌過多會出現幻覺的神經傳導物質，對慾望或喜悅的情緒有很大的影響。**假如大腦的報酬系統能強而有力地運作，就可以讓自己永遠處於積極、正向的情緒中。

假如你剛好身為主管，只要善用大腦的報酬系統就可以了。一味地責備部屬，只會讓部屬在工作時變得畏畏縮縮，因為他們的多巴胺分泌變少，甚至停止分泌了。不尊重對方，只是一直警告他，只會讓對方陷入「無法獲得認同」的地獄當中。

◀ 讚美部屬，他反而會不斷自我挑戰

現代管理學之父——彼得杜拉克曾留下一句名言——**「用讚美培育部屬」**。從這句話我們可以知道，「讚美」對孩子與部屬的重要性有多大。多誇獎部屬的優點，甚至發揚光大，也是教育的重點。即使當事人在挑戰自己不擅長的領域後，嚐到失敗的苦果，也請讚揚他的勇氣吧！**「適時的讚美」將創造他達成下一次的自我超越。**

當我在為醫學院的學生或實習醫生上課時，最重要的關鍵是「ＰＮＰ」。這三個字是「Positive Negative Positive」的縮寫，意思是「先讚美，接著找出缺點做修正，修正缺點後便能更進步」，這是我們指導的最高原則。

在部屬的眼裡，**懂得尊重自己，提點應改善之處，明確給予指導的上司，才算得上是一位有氣度的上司。**

讚美及責罵，都會影響「多巴胺的分泌」！

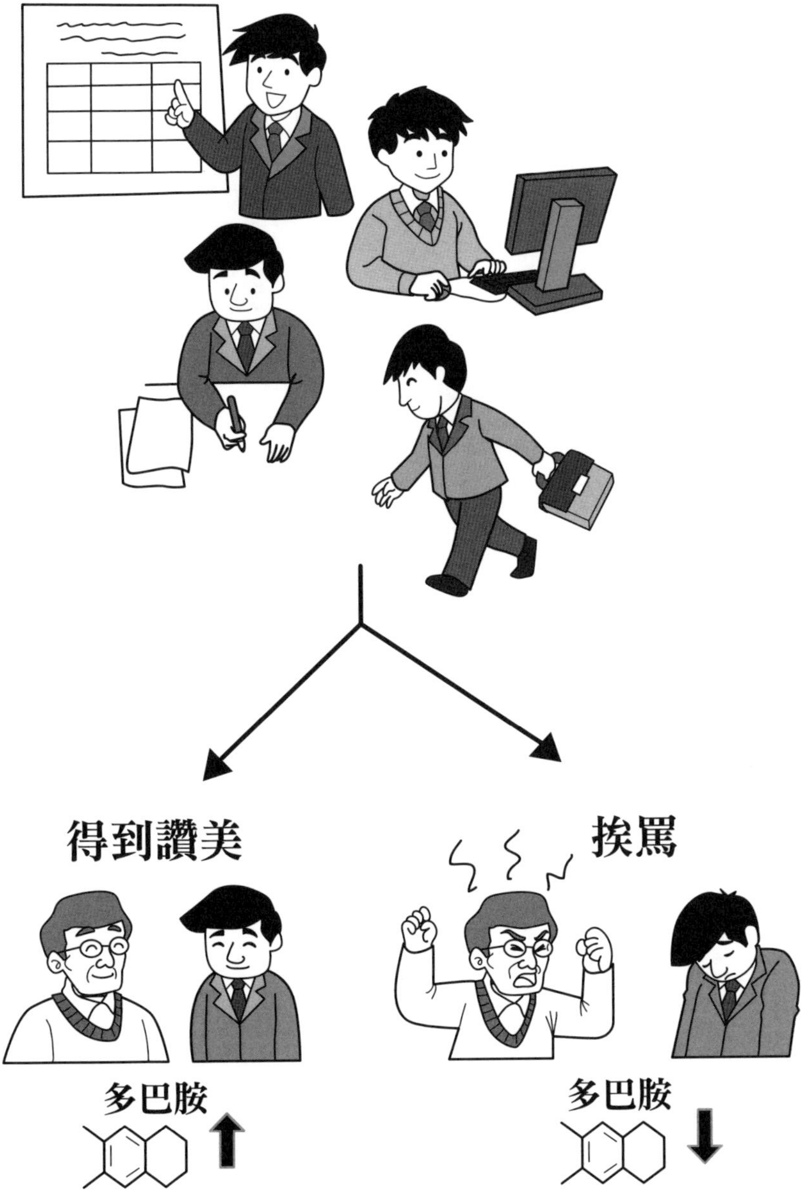

練習 09

討厭的事要盡快做，最忌「拖拖拉拉」

世界上沒有比拖拖拉拉做事更傷腦筋的了！即使是討厭的事情，只要找出它的意義所在就可以了。不過，如果在做的當下認為自己「被擺了一道」，那麼，對大腦將是很大的傷害。或許，可以試試這兩種方法，集中精神，快速地完成工作，或者從討厭的事情中，找到「做的價值」，只能用這個方法試圖改變自己的意識。

前面已向各位說明，大腦的報酬系統裡有種叫「多巴胺」的物質。**無聊又無趣的動作，也可能因為不同的結果而產生幸福的感覺**，例如，棒球的投球練習、足球的頂球練習都是。

為了求進步，無聊的基本動作，也就是「討厭的事情」，是絕對不可或缺的。因此，**教導者必須賦予「討厭的事情」有不同的意義，進而讓大家接受才是。**

◀ 想達成目標？訂出「完成時間」很重要

「我自己在年輕時也曾有過這樣的經驗，所以，你們也該這麼做。」——板著一張臉對大家說教，此時，他們腦內的「報酬系統」是完全無法發揮作用的。只會讓大腦運作變得越來越慢，並且陷入「自我討厭的危機」當中。如此一來，大腦便會被討厭的回憶佔滿，看什麼都不喜歡。

那麼，假如一定要做討厭的事時，該怎麼辦呢？首先，請先設定具體的目標。具體的目標中，最容易執行的是「時間」。只要將時間分配好，就不需要拖拖拉拉地做討厭的事。

「時間壓力」是達成目標的最好方法。因為時間會出現具體的數值，所以目標將很容易理解。「盡量早點睡。」、「我一定要做完！」等，這類的目標容易帶來時間壓力，**時間越緊湊，人的表現越好。因為人類擁有不想輸的本能，因此，一定會努力排除萬難，達成目標。**

◀「讚美」能刺激大腦，成為下次的動力

「時間壓力」是由和注意力有密切關係的去甲腎上腺素（noradrenaline）所主宰。「去甲腎上腺素」是由大腦的藍斑核產生的，只要一興奮就會出現心悸的狀況。

在治療憂鬱症的藥物當中，也有服用之後會加速去甲腎上腺素運作的藥，主要是讓慾望與專注力控制出問題的憂鬱症患者服用。因此，我們可以知道，去甲腎上腺素會加速多巴胺的運作。也就是說，**「時間壓力」可以加速多巴胺的分泌。**

如果做了許多基本工作，仍未獲得顯著結果，也還是要讚美對方的努力！不管對自己或對別人都好。因為他人的正面評價而加速多巴胺的分泌及去甲腎上腺素的運作，讓大腦越來越喜歡壓力帶來的刺激。只要讓大腦進入這樣的循環，表示已達最理想的狀態。就結果論來說，這個人的度量也會越來越大。

練習 10

大腦有「緊張感」，反而事事順利

有些人外表看起來好像游刃有餘，但還是會流露出些許的緊張感，這就是「有度量的人」最大的特徵。他們為什麼總是能在截止日之前完成工作？因為他們時常將工作的截止日期放在心上，努力不懈所得的結果。

正面的緊張感究竟是從何而來呢？緊張及專注力都來自於去甲腎上腺素，這些緊張感及專注力是他們善用去甲腎上腺素的結果。

「去甲腎上腺素」在人體遇到危險或恐懼感時會旺盛地分泌。當斑馬在叢林裡遇到獅子追逐時，應該沒有悠閒的時間思考該如何逃跑。斑馬的選擇只有兩個，一是趕緊逃跑，二是因為無法逃脫，只好與獅子奮戰到底。當生理出現「Fight or Flight」（為戰鬥而戰鬥）的自然生理反應時，便是去甲腎上腺素分泌最旺盛的時候。

◀ 給自己一些壓力，工作更有效率

不擅於處理緊張情緒的人，將造成去甲腎上腺素產生不良功效。手開始發抖、聲音顫抖、汗水不停地流出，彷彿一隻已被毒蛇盯上的青蛙一般，而這些現象都是當事者處於強烈緊張感之下的徵兆。

「持續過度緊張」對心理與生理都是不好的。單純因為去甲腎上腺素而產生的壓力，會讓一個人彷彿處於「拷問」的緊張情緒之下。假如每天都處於被咄咄逼人的拷問狀態，人類的心理將彈性疲乏，最後可能導致去甲腎上腺素不再分泌，造成當事人筋疲力盡、失去動力、精神不容易集中，而陷入一種憂鬱的狀態。

因此，**給自己適度的緊張感，在人類的成長路上是不可或缺的，「讓大腦保持在有點緊張的狀態」指的就是這種感覺。**在眾人面前做簡報、向顧客推銷、服務顧客、參加考試等，我們必須時常提醒自己，平常可藉由這些事情所產生的些許壓力，讓大腦處於有點「緊張」的狀態。

總是喜歡在工作完成日或截稿日、簡報日之前才急忙完成待辦事項的人，或許可以試試這個方法，**「將自己的待辦事項列在手機的待機畫面上」，便可時時提醒自己。**如此一來，就能產生「不能再放著工作不做」、「不知道來不來得及」的不安及緊張感。為了消除這些不安及緊張感，自己就會提起動力，按部就班地在截止時間內完成待辦事項。這樣的方式也是讓大腦常處於緊張狀態的完美工作術之一。

◀ 讓大腦感到「緊張」，人會持續努力

因為完成工作而獲得的成就感、因為多巴胺的分泌，將使大腦報酬系統的分泌變得旺盛。只要能夠告訴自己：「雖然不喜歡太緊張，不過還是先試試看吧！」就能讓大腦進入一個良好的循環。

相反來說，一個沒有緊張感的工作，無法讓大腦的回饋系統運作。美國曾經有一項針對「醫生們繼續行醫的動機」調查，調查項目有金錢、名聲、論文、地位等，但是，最終結果與經濟無關，**「治癒患者」成為醫生們持續行醫動機的第一名。**

醫生也是過著緊張的每一天，注射藥物或手術等醫療行為、給患者的藥物是否有效、有無副作用等等，我們每天做的行為幾乎都是必須讓去甲腎上腺素旺盛分泌的決策。然而，其中最可以引起我們持續行醫動機的是「治癒患者」的喜悅。聽到患者的道謝聲，對我們的大腦來說，就是一種最良性的刺激。患者的一句：「謝謝您！」我想，每位醫生大腦中的多巴胺皆會旺盛分泌吧！

強烈緊張感的背後，接著將面對的就是外界的評價。**「良性的緊張感」常伴隨優良的評價，只要能夠時常讓大腦保持在緊張狀態，便能讓自己與組織同時獲得成長，**自然地，自己的氣度也將越來越大。

練習 11

戒掉「上癮的習慣」，別再傷害大腦

做事拖拖拉拉的人，身體裡總是有一股喜歡把所有事情攬在身上，不到最後一刻，不輕易放下的個性特質。其實，這種人喜歡把壓力放在自己身上，用壓力來迫使自己前進。**因為無法忘懷「成就感」所帶來的快樂，因此又以壓力追逐自己，讓自己不斷地前進。**這也是大腦回饋系統的一個循環作用所致。

有些事情就算持續地做，也不一定能將自己往前推，繼續向前走。**有時候，適時地改掉某個習慣，反而才是促使自己前進的最大關鍵。**你是否也有一些在不知不覺中累積的習慣呢？

有一些在潛意識中才會出現的生活習慣，我認為，應該稱為「癖好」。最具代表性的就是香菸、酒和咖啡吧！其中，最不好的就屬「抽菸」了！

我想，有許多癮君子應該已經聽煩了吧！他們一定認為：「哎呀！抽菸對人體有多大的傷害，我早就知道了啦！」可是，抽菸除了對人體的健康有害之外，也會造成記憶力低下及損傷大腦喔！聽到這，您是否覺得心頭一驚呢？

◀「愛抽菸」最傷大腦，更易造成老年失智

香菸裡所含的「尼古丁」將造成吸菸者成癮，離不開香菸。因此，吸菸者就算想戒菸，也會在最後關頭因為尼古丁依存症中毒而變得焦躁不安。尼古丁與一個叫做「乙醯膽鹼（acetylcholine）」的大腦神經傳導物質的分子構造十分相似。

「乙醯膽鹼」對於人類的記憶及學習功能來說，是十分重要的神經傳導物質。屬於神經退化性的「阿茲海默症（Alzheimer's disease，簡稱AD）」就是因為「乙醯膽鹼」的活動低下所造成的。目前，治療阿茲海默症的藥物，就是以增加大腦內「乙醯膽鹼」的分泌為主。

接收乙醯膽鹼的「接收體」則分佈於人類的腦神經。接收體在尼古丁進入人體之

後，便捨棄「乙醯膽鹼」，而與尼古丁做結合。因此，原本應該與接收體結合的「乙醯膽鹼」便快速被分解，相反地，尼古丁不但無法分解，反而還長時間佔據了接收體。結果，便造成大腦受到許多尼古丁的刺激。

◀ 壞習慣讓人怠惰，更會傷害大腦

「那麼，這麼說起來，尼古丁不就對大腦也有不錯的功效嗎？」——或許有人會提出以上的意見，但事實卻非如此。「長期抽菸」會讓大腦需要的尼古丁量日益增加，最後也將導致「上癮」。以長遠來說，**尼古丁長期干擾「乙醯膽鹼」的傳達功能，將對大腦造成傷害。**

除此之外，也有許多事情因為漫無目的地持續而成癮，例如：愛喝酒、玩線上遊戲等，你是否也有無法戒掉的「習慣」呢？沉迷於其中，一直持續不斷地重覆同樣的行為，如果突然戒掉，又有一股不安在心中蔓延。

當機立斷杜絕不好的「癖好」及「惰性」，也是培養度量的要件之一！

練習 12

不在半夜吃泡麵，能改善急躁個性

市面上可看到許多和「領導能力」有關的演講及書籍。假如有100本相關書籍，就有100種領導論，但是，它們還是有共同的相似處。那就是——所謂的「領導者」，指的是不管遇到任何困難都會設法解決，不說別人的壞話，能夠腦力激盪出別人想不到的創意。

相反地，總是以暗箭傷人，只知道做一些和大家相同的事情，這樣子的人大概都會獲得「**不是當領導者的料**」之類的評語吧！為了不成為這樣的人，我們應該在日常生活中就特別注意。

那麼，該怎麼做最好呢？從前面的文章中，我們已經可以得知，內心的焦躁不安及陰鬱的心情，與大腦內的神經傳達物質「血清素」（與情緒調節有關，血清素功能不足、分泌量不夠或作用不良時，會造成憂鬱症）有關。

血清素越低，心情越憂鬱

「總覺得心情悶悶的，感覺心裡頭有件事壓著自己。」——這樣的感覺可能是血清素太低所導致。**血清素越低，可能會讓焦躁不安與攻擊性的個性特質越來越明顯。**

接下來，讓我來為各位介紹有關芬蘭的赫爾辛基大學精神科的馬堤・威爾克蘭博士所發表的相關研究吧！

他們採取了43位有酒精中毒傾向、攻擊性個性、做事容易衝動的患者之骨髓液，分別調查了血清素的活性。調查結果發現，他們骨髓液中的血清素活性較一般人低下。因為支持這項結果的相同研究報告也同時發表，因此，我們幾乎可以說，在科學上已經能夠證明「血清素不足」可能造成個性上帶有攻擊性。最近，成為主流的新抗憂鬱藥物ＳＳＲＩ（血清素再吸收抑制劑）或ＳＮＲＩ（血清緊素、正腎上腺素雙重再吸收抑制劑），能有效地提高血清素的活性，因此，可以讓患者的心情變得較愉快。但即使如此，醫師通常還是希望患者靠自己的力量讓心情愉快，避免過度憂鬱。

◀ 吃好、睡好、多運動，能提高血清素的活性

日常生活中要怎麼做，才能提高血清素的活性呢？**一切的關鍵就在於「飲食」、「運動」與「睡眠」。**

血清素必須由一種叫做「色胺酸」（Tryptophan）的必需氨基酸（amino acid）合成，在大豆裡就含有許多的「色胺酸」。寫到這裡，可能會有讀者認為本書跟一般健康書一樣，沒有什麼特別的，但我還是必須告訴各位一個事實。

美國麻省理工學院的理查・J・吾爾曼教授曾經發表了一個研究結果，結果指出，因偏食及營養不良導致「色胺酸」攝取不足時，血清素的活性也會降低。而現代人似乎都偏好「吃泡麵」，有人甚至天天吃。

「運動」對於提高血清素活性也扮演相當重要的角色。許多研究報告皆指出，透過規律的運動，血紅素神經的運作力將大大提高。具體來說，快走、慢跑、騎腳踏

車、吃口香糖、延長吐氣時間的呼吸法等，都可有效提高血清素的活性。

◀ 愛吃宵夜、常熬夜，個性越急躁

「擁有充足的睡眠」也是重要的生活習慣之一。當我們進入睡眠狀態時，大腦中的松果體會分泌一種叫做「褪黑激素（Melatonin）」的荷爾蒙。**「半夜」是褪黑激素分泌最旺盛的時候，而人體可以藉由褪黑激素的幫助，協助血清素的合成工作。**

為了一點小事就感到急躁不安的人，可能是「血清素神經」的活性不足。當感覺到心情煩悶，為小事而焦躁時，請先審視一下平常的飲食、運動及睡眠習慣吧！每天晚上一定得吃一碗泡麵當宵夜的人，可能會變得越來越急躁喔！將目光移向我們的日常生活，**改善不良習慣，就能漸漸發現，自己的情緒已逐漸變得穩定了！**

練習

13

總是亂發火？「睡好覺」能改掉壞脾氣

個性暴躁，經常遷怒於部屬的上司，在部屬的眼中，絕對是個沒度量的人。我想，沒有人喜歡被稱為「暴衝哥」或「暴衝姐」吧！可是，有一種很厲害的武器，能讓人變得焦躁不安，這個武器就是「睡眠不足」。我想，大家都曾經有過在睡眠不足時，脾氣特別暴躁，同時也比平常更容易犯錯的經驗吧！**「睡眠不足」易導致脾氣特別暴躁，原因在於大腦的「杏仁核」變得特別活潑所致。**

人類之所以有恐懼或生氣等負面情緒，完全是因為大腦的杏仁核過度活潑所引起的。曾有研究指出，透過大腦外科手術將病患的杏仁核摘取後，結果，這位患者之後居然能若無其事地接近毒蛇，因為當時的他已經變得完全不知道「恐懼」是何物了。

只要睡眠不足，杏仁核便會過度活潑，而能夠抑制杏仁核過度活潑現象的只有大

腦的「前額前葉」。「前額前葉」是前額葉的前側部分，是只有人類才有的高等功能。它主宰了慾望、道德觀、創造力、專注力等，最重要的是，它可以讓我們即使在感到憤怒時，也能忍住不發作。

◀「睡不飽」讓杏仁核太活潑，易為小事發脾氣

以神經解剖學的觀點來看，我們可以知道神經細胞的連結是十分強大的。前額前葉可以藉由神經的連結，控制住即將情緒暴發的杏仁核。但是，一旦睡眠不足時，原本可以成功抑制杏仁核的前額前葉之功能也會相對減弱。

因為睡眠不足會讓杏仁核常處於暴發邊緣，而讓擔任滅火隊角色的前額前葉力量減弱。此外，**「睡眠不足」也是讓情緒到達憤怒頂點的最佳助燃劑！**在針對睡眠不足時，杏仁核與前額前葉的連結狀況研究中發現，此時人類的情緒會處於「容易暴發」的邊緣。

美國哈佛大學的馬修・P・渥克醫生的研究團隊於《當代生物學》期刊發表了一

篇論文。他們將26位學生分成兩組，分別是「睡眠充足組」及「睡眠不足組」。請「睡眠不足組」的學生整夜皆不入睡，之後再檢查兩組學生的大腦核磁共振影像。結果發現，「睡眠充足組」學生的大腦杏仁核之反應並不強；可是，「睡眠不足組」學生的杏仁核卻異常地活潑。而且，「睡眠不足組」學生的大腦杏仁核與前額前葉間的連結也被阻擋了。這就表示，大腦已經處於一種「抓狂」的狀態了。

◀「睡好覺」讓思路清晰，不輕易生氣

精神論者標榜人們能夠以自己的努力來掩蓋睡眠不足所導致的脾氣暴躁，但這個論調卻受到科學研究結果的否決。當自己因為睡眠不足而遷怒朋友，漸漸成為一個不可愛的人時，做再多努力來彌補人際關係都沒有用了吧！

一個有度量的人，不管發生什麼事情，一定會讓自己有充足的睡眠。**擁有充分的睡眠，就能讓大腦空出許多空間思考工作，更能保持悠閒、輕鬆的情緒。**這時候，周圍的人自然就會開始讚賞你是一個有度量的人囉！

大腦太累時，容易讓人變成一隻「暴龍」！

睡眠不足

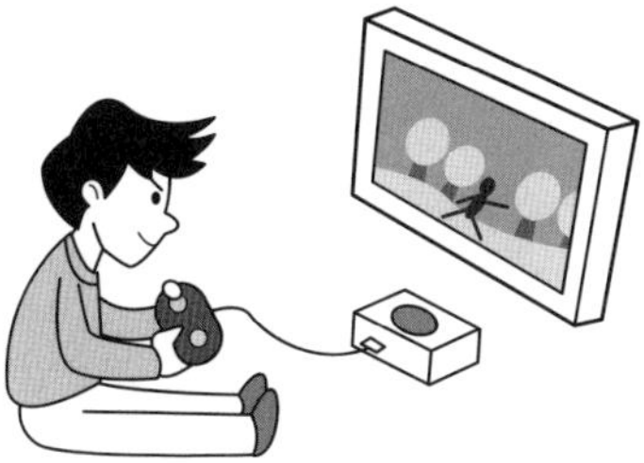

睡眠充足

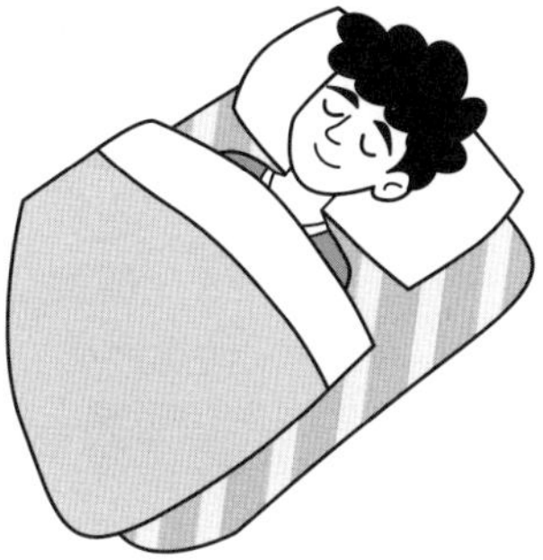

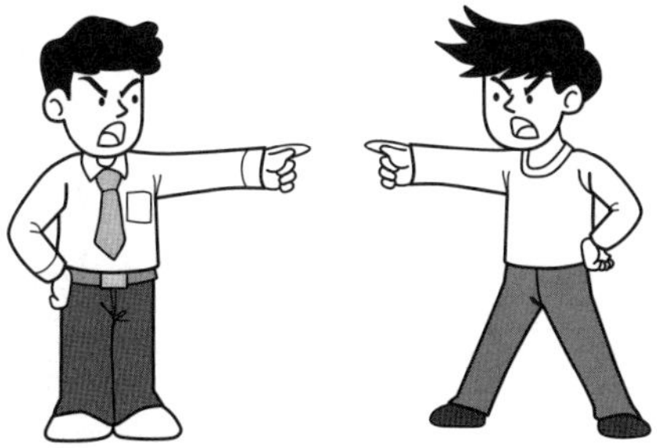

只要遭受攻擊便立刻抓狂，向對方展開反擊。

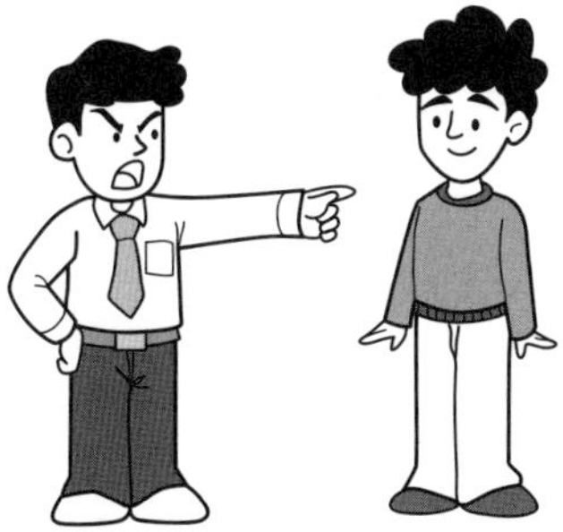

受到攻擊，也能坦然面對。

練習 14

偶爾「忘記」，給大腦一些喘息空間

我常看有些人為了一點小事躊躇不前，想東想西，對一個有度量的人來說，這些都只是芝麻蒜皮的小事而已。處理事情的判斷力和整理物品的能力也有很大的關係。一個能幹的商業人士，一定也擁有優秀的整理能力。

有很多患者常會跟我分享一些健忘的例子，例如：「和年輕時比起來，記憶力變差了。」、「對方的名字已經到這裡（患者指著喉嚨），但就是說不出來。」如果是年長並患有痴呆症的患者這麼說，還多少可令人理解，但很多30、40歲的上班族也經常跟我分享相同的經驗。

我並不是說這些年輕患者得了少年痴呆症，當我們欲記住某事時，必須對記憶的對象有相當的專注力。**注意力一旦渙散，就無法將眼前的事物烙印到心裡。**

◀別害怕丟棄，「斷捨離」讓注意力更集中

為什麼注意力會渙散呢？大概有下列幾種原因。

首先，同時進行好幾件事時，若以電腦來比喻，就是有很多程式同時進行，勢必會吃掉電腦的記憶體，讓電腦速度變慢。此時，人的大腦大概就跟電腦一樣。

房間太亂、東西雜亂無章，也會讓注意力被分散。書桌上面亂七八糟，連筆記本與便利貼放在哪裡都不知道，人的注意力當然會變得無法集中。當我們一直找不到想要的東西時，就會去皮包或抽屜裡翻箱倒櫃地找，這些動作都會用到大腦的功能。

因此，平常不要一口氣同時做太多事情，常常把家裡或書桌整理得井然有序，這些動作看起來很簡單，對大腦的記憶力卻有很大的幫助。

另一個重要的事情就是「不要害怕忘記」。不論工作或日常生活，外部的情報不斷地進入我們的腦內，讓大腦都快爆炸了。就算容量再大的硬碟，如果不懂得適時清理，容量再大，也有爆滿的一天。

◀ 懂得取捨，大腦才有空間喘息

不妨學習將重要的事情寫在紙上或記錄在手機裡吧！試著將情報記憶在外部的大腦上，「人類是健忘的動物」——不要屈服於這樣的說法，偶爾也要懂得將大腦裡的東西「整理一下」，所以，丟掉不需要的東西吧！

剛才以電腦的「記憶體」來比喻人的大腦，其實，人類的大腦中也有相當於電腦記憶體的構造，那就是在第一章裡提到的「工作記憶」功能，是主宰我們短期記憶的部位。當我們同時進行兩件以上的事情時，「工作記憶」的記憶模式便會啟動。

「工作記憶」並不是無限的，當我們想一口氣同時完成很多事情時，工作記憶便會當機，**因此，最好盡量讓工作記憶的記憶體清空，才能永遠處於最佳的處理狀態。**

◀ 有時，忘掉反而更輕鬆

如果只是一些小事情，盡量讓外部的記憶體幫你記憶，減輕大腦的負擔吧！有些衣服明明好幾年都沒穿過了，但因為心裡喜歡這些衣服，遲遲無法捨得丟棄。可是，兩年內都沒穿過的衣服，大概明年也不會穿吧！

適時地懂得「丟棄」，可以有效增加能夠使用的物品。懷著感恩的人，丟棄已經不用的物品，對於維持大腦記憶功能是一個很好的動作。

將身旁的物品整理得井然有序，看似簡單的基本動作，卻是一點也馬虎不得的。

積極地捨去不需要記憶的資訊，就大腦科學的觀點來說，這也是拓展「度量」的一個重要關鍵。

練習

15

腦中催產素不足，人會欠缺同理心

職場上，我們經常可以聽到「雙贏」這個用語。意思是「雙方皆獲得正面的回饋」，在積極正面的前提下，做雙贏的交涉。另一方面，有些人認為「雙贏」這個字也包含了一些商業氣息的銅臭味，表示某一方看穿對方的需求，在設法滿足對方需求的同時，也試圖滿足自己的需求。

可是，事實上卻不是這樣的。時時為對方著想，在社會的群體生活中是不可或缺的。而這個動作對於拓展大腦的可能性來說也很重要。就服務業來說，「殷勤待客的態度（hospitality）」是很重要的一環，如果是充滿了「hospitality」的雙贏結局，大家都能獲得幸福。

◀缺乏同理心多因催產素不足，誠懇是上策

前面已提過，多巴胺會在大腦的回饋系統發生作用，成為人類慾望及快樂的源頭。多巴胺不只會停留在回饋系統裡工作，像是母愛等親子間的愛情，也已經被證實和多巴胺有密切的關係。這是為什麼呢？**因為多巴胺不只會讓人產生快樂，還會放出讓親子關係更緊密，一種叫做「催產素（oxytocin）」的物質，這種激素可以讓母親與孩子之間的關係更密切。**

「催產素」是由在大腦下視丘的「室旁核」與「視上核」神經元所自然分泌的。到目前為止，「催產素」被認為是談戀愛、生產或哺乳時，在母親體內作用的一種荷爾蒙。我在以前所接受的醫學課程當中，只知道「催產素」是讓女人更散發女人味的荷爾蒙。但最近研究證明，「催產素」也會對大腦產生作用，在精神醫學及腦科學的世界中也開始嶄露頭角。

分泌「催產素」的神經元會將多巴胺神經元的周圍圍起來。從這裡放出多巴胺之

後，可藉由該刺激讓「催產素」不斷分泌。**當「催產素」的分泌量增多時，女人會變得更有母愛、美麗、浪漫。**相反地，如果分泌量不夠時，心情就會變得無法感到同情，甚至可能出現反社會，精神病、自戀等行為。

◀ 催產素分泌越多，越善解人意

對於「催產素」的全新發現，也慢慢解開了自閉症患者的行為模式。自閉症是最近開始受到矚目的一種發展障礙，所謂「發展障礙」指的是人在成長的過程中，出現了妨礙成長的障礙症狀，例如：廣泛性發展障礙或亞斯伯格症等，包含了許多不同的疾病。因此，有時候也很難診斷出患者究竟是否罹患了自閉症。簡單來說，**自閉症是一種「無法讀取患者內心世界」的腦部疾病。更因為自閉症患者常無法對周遭的反應有所察覺，因此常會出現令旁人無法理解的行為。**同時，也因為他們常做出無法令人理解的行為，因而衍生許多社會問題。

到目前為止的研究指出，**自閉症患者血液中的「催產素」濃度是很低的。**這是由法國的認知及社會神經科學中心的研究團隊，於《美國國家科學院院刊》中發表的研究結果。以患有高度自閉症或亞斯伯格症的13名患者為對象，將他們分為有「吸入催產素」及「無吸入催產素」共兩個組別，並進行了「傳球的假想遊戲」以及「觀看他人大頭照」的實驗。

結果顯示，「吸入催產素」的組別和「無吸入催產素」的組別相較之下，前者在看大頭照時，比較能集中注意力，在假想遊戲當中，該組的專注力也較高。從這結果便可看出，**經由催產素的作用，可提升患者的社會適應度，幫助他們能充分融入一般社會中。**

◀ 將「母愛」發揮在職場上，沒有談不成的生意

原本不受大家矚目的催產素，經由發展障礙的臨床實驗中，首次發現催產素對社會性與大腦的影響，因此，目前在大腦科學中是十分受到重視的。但很遺憾地，「如何加強催產素的分泌？」目前尚無明確的答案。**現階段只能藉由「加強多巴胺的分**

泌」，間接地讓催產素分泌更多，這也是目前唯一的方法。

因此，要怎麼做才好呢？回到一開頭提到的「雙贏」這個單詞，我想我們能做的就是給對方很多的愛，提高雙方的鬥志與慾望，這應該是最重要的事。

給對方積極、正面的回饋，也能讓自己開心，並同時得到「讓別人開心，自己也會喜悅」的社會經驗。多站在對方的立場為他著想，服務業一定要「顧客至上」，但如果能將「母愛」注入商場或職場，我想談生意時，一定會快樂又順利。

「誠懇待人」的態度也可以決定一個人的度量多寡喔！

Chapter 3

壞脾氣是遺傳？別找藉口！

增加大腦可塑性的 7 個技巧

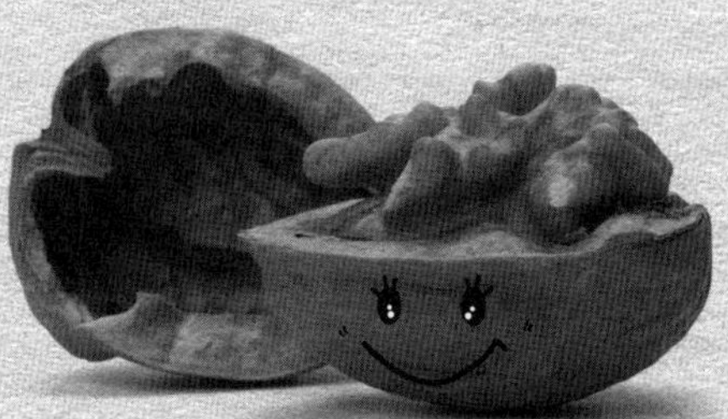

練習

16

大腦有驚人的自癒力，要多思考

也許有很多人會說：「一個人的度量大小，生來就註定了。」但若以醫學的角度來說，**當一個人擁有想增加自己「度量」的強烈意識時，其實是可以藉由後天來成長與進化的。**這是人類與生俱來的改變能力，而支持人類改變能力的生物反應則取決於「腦神經細胞」，也就是大腦的「可塑性」。在英文中叫作「plasticity」，也就是「plastic」的名詞。

對腦科學略有所聞的人，應該曾經聽過這個名詞。這個單字的原意是用來描述塑膠或黏土等材質的特徵，形容以手指在黏土上用力一壓，黏土就會變得凹陷的特性，也就是所謂的「可塑性」。當某物質的外型受外來刺激而變化時，在接受改變時，也能同時保有原本的特質。

後來，這個字也被用來形容大腦的變化。不過，與其說是大腦的變化，不如說是「突觸」的變化會比較恰當。當腦細胞無法單獨運作，神經細胞之間必須透過「突觸（synapse）」才能連結，而這個接合的部分就是「突觸」，「突觸」非常小，必須透過電子顯微鏡才能觀察。而「synapse」這個字源自於希臘，意思是緊握、結合、連結等意思。

◀讓大腦不停運轉，能激發創造力

在「突觸」和「突觸」之間有多巴胺、血清素、乙醯膽素等多種神經傳達物質穿梭，因而創造了人類的精神活動。抗憂鬱藥物的主要用途就是加強「突觸」之間的血清素及乙醯膽素的作用；而減緩阿茲海默症惡化的藥物，則擁有強化突觸間乙醯膽素活性的作用。

此外，**腦神經細胞的絕對數量也很重要，對提高「突觸」的活性與激發人類的思考力很有幫助。**直到今日，我們仍無法得知人類的腦神經細胞數量究竟有多少，有人主張百億或千億，但卻沒有具體方法能夠將腦細胞確實計量。成人的腦細胞會隨著年齡而越來越少，我們常會聽到有人形容自己「腦細胞一天死了十萬個」，事實上，這種數字一點也不明確。

於是，學者們紛紛開始提倡「突觸」的可塑性，可塑性是源自腦神經細胞的經驗值而衍生變化能力的，因此，主張「突觸」的可塑性是影響「學習」與「記憶能力」的學說便廣泛為大眾所接受。

◀ 不用腦袋思考，會越來越笨

目前，許多科學家都針對大腦的可塑性不斷地做研究。2011年，東京大學廣川信隆教授的研究團隊曾做了一個動物實驗，也提出了該實驗的相關報告。根據這個實驗，我們發現，**當人類的大腦受到較少的外部刺激時，將會使負責創造、學習功能的「NMDA蛋白質」的基因產生不良的影響，同時，還可能導致學習能力低下。**關於可塑性的基礎研究，跟大家分享我在臨床上遇到，有關高度大腦障礙的病例吧！

有一位18歲的少年，因為在一場運動比賽中被擊中側頭部，導致記憶力衰退到只能持續3至4天。後來，他變得害怕上學，拒絕去學校，於是，他與父母一起來找我。在MRI（核磁共振攝影）與CT（電腦斷層掃描）的檢查中，完全看不到任何異常，最後在PET（正子斷層掃描檢查）檢查當中，終於發現他側頭葉突觸損傷與葡萄糖代謝低下的問題。

◀大腦也有自癒力，能自動修復損傷

即使找到少年大腦異常的原因，卻無法立刻得到治癒的方法。當時，他的父母對於我提出的治療方法也不能完全同意。然而，當他開始腳踏實地做復健時，記憶力竟然漸漸恢復了。在一年的時間中，他的狀況好轉，也出院了。他在復原後再次檢查，竟出現驚人的結果。雖然他大腦的突觸仍然受損，但葡萄糖代謝的問題卻有顯著的改善。即使某部分的突觸損傷很難恢復，不過，**大腦確實擁有驚人的自癒力，能夠利用提升其它部位的功能，代替失去的功能。**

越努力，大腦的「可塑性」越高

積極求進步，不斷努力

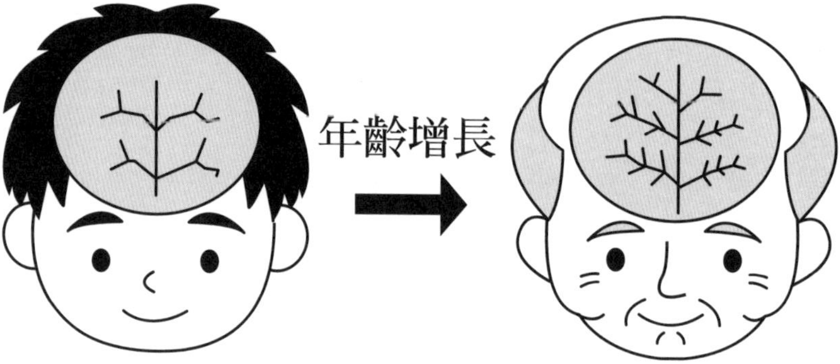

腦細胞減少，但「突觸」的分支增加了

完全不努力

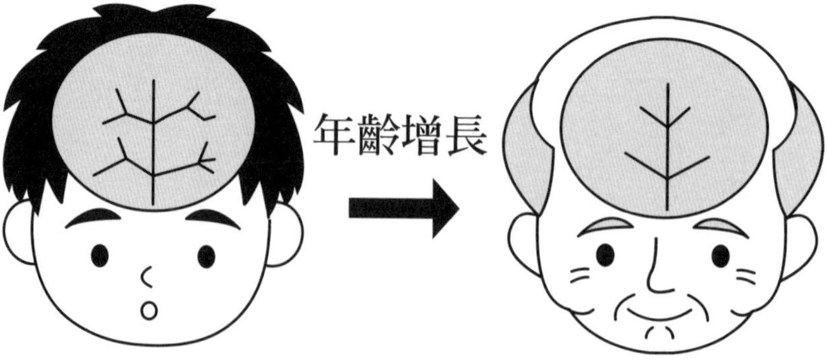

腦細胞減少，「突觸」的分支也減少了

練習

17

壞脾氣不是「遺傳」，別當藉口

人的腦部藉由增加神經突觸的分支與連結，便能拓展大腦的可塑性。刺激增加神經突觸的分支，不但能使大腦中的神經細胞連結數增加，同時還能提高神經連結的密度。**如果單靠大量的刺激，並不能增加「神經突觸」**。以植物來說，只讓植物多曬太陽，絕對無法使牽牛花的藤蔓或花的密度提高，還必須搭配適當的水或肥料。

◀懂得幫大腦施肥，人會越來越聰明

人類的大腦中也存在具有肥料功能的物質，就是「ＢＤＮＦ」的蛋白質。「ＢＤＮＦ」是「Brain-derived Neurotrophy Factor」的縮寫，中文稱為「腦衍生神經滋長因子」，簡稱為「ＢＤＮＦ」。

「ＢＤＮＦ」的分子非常細，當「ＢＤＮＦ」與細胞表面上名為「ＴｒｋＢ」和「ＬＮＧＦＲ」的受容體結合後，對於神經細胞的成長、促進神經突觸的功能，以及增強長期記憶等都有助益，是促進神經細胞成長不可或缺的物質。最近，備受矚目的幹細胞「細胞分化」也需要「ＢＤＮＦ」的幫助。

在「ＢＤＮＦ」的研究中，除了解開神經系統的構造之外，也希望藉由研究來研發出新的治療方法。此外，在痛風與牙周病治療的領域當中，「ＢＤＮＦ」也極受重視，在本書中，我們就先將焦點放在腦神經疾病的患者身上吧！

◀ 擁有「預防基因」，不易得到憂鬱症

事實上，我們發現憂鬱症與精神分裂症等精神疾病患者，他們體內血液中的「ＢＤＮＦ」含量過低。正如前述所言，當植物缺乏水或肥料時，就會開始枯萎，變得毫無元氣。所以，我們也許可以推斷——**當「ＢＤＮＦ」不活躍時，容易導致罹患憂鬱症與精神分裂症。**

雖然，現代醫學已經知道「憂鬱症促進基因」會引發憂鬱症，但是，該研究團隊發現「憂鬱症促進基因」當中出現了變異的遺傳基因，這個變異基因可以決定大腦中有多少的血清素能夠順利地發揮功用。**當血清素的功能降低，引發憂鬱症的機率便大幅提升。**

被譽為精神疾病生物學研究領域中的第一把交椅，也就是美國國立精神衛生研究所的丹尼爾．威伯格教授，曾於2008年在《分子精神醫學》期刊中發表一份研究。

在調查了110位健康人士的大腦後發現，擁有「憂鬱症促進基因」的人身上，控制杏仁核或前扣帶迴的情緒網絡出現了變化。其中，最令人感興趣的是，人體中竟然也有「憂鬱症預防基因」的存在，**假如體內擁有「憂鬱症預防基因」，就算身上有「憂鬱症促進基因」也無妨。**

「BDNF」是神經突觸間傳遞資料的重要媒介，在大腦的成長過程中，若血清素與「BDNF」產生異常，掌管情緒的網絡可能也會出現障礙。不過，到目前為止，科學家仍在研究兩者間更詳盡的因果關係。

◀「個性」絕非遺傳，努力就能改變

就算身上擁有「憂鬱症促進基因」，也不一定要向命運投降，坦然接受「憂鬱症」。基因之間有許多作用是必須互助合作的，因為人類平常生活的壓力太大，所以無法只透過動物實驗或基因，就斷定人類也會有一模一樣的情況發生。

洋洋灑灑地說了許多與分子生物學有關的內容，是因為我想告訴大家，單靠基因無法預知自己的性格，或在成長過程中會遭遇什麼樣的疾病，這是絕對不可能發生的事。我們應該努力改變基因帶來的命運，拓展自己的美好人生。

「我爸媽的脾氣都很暴躁。」——**不要再把遺傳當作藉口，對自己負責吧！**度量的大小，絕不是出生的時候就已成定局的！

練習 18 就算是失敗，也要深深記在腦海裡

想一下與「寬宏大量」有關的用詞有哪些？「為人正直」、「具道德感」、「寬容」、「有耐性」……，這些形容詞都是每次我一想到「寬宏大量」時，腦中會出現的正面用語。

不過，光是聯想到這些用詞並不足以幫助一個人「心胸變寬大」，從腦科學與精神醫學的觀點來說，若是少了「記憶」與「學習」能力，就算知道「寬宏大量」是什麼，還是無法做到。

◀ 健忘有時是一種病，愛喝酒的人要特別小心

人類的群體生活中，記憶與學習的功能，究竟有多重要呢？我以某個疾病為例，

為大家做說明。這是一種名為「高沙可夫症候群」（Wernicke-Korsakoff disease）的疾病。最初提出這個疾病的醫生，是活躍於19世紀後半的俄羅斯精神科醫生──塞爾．高沙可夫。現在，除了俄羅斯之外，日本也有這種病症的患者。

所謂的「高沙可夫症候群」，指的是身體因為欠缺維他命B1，使得名為「乳頭體」的記憶迴路發生無法恢復的障礙而引發的病症，**而這種因為缺乏維它命B1而引發的「高沙可夫症候群」大部分都發生在「嗜酒者」的身上。**我擔任精神科實習醫生的時候，曾接觸幾位同時患有「酒精上癮症」與「高沙可夫症候群」的病患，他們幾乎無法記得任何新的事情，記憶只能維持幾個小時而已。

當我每天早上去探望他們時，都必須向他們重新自我介紹，因為他們根本無法記住我的長相。這些患者在發病時，會凍結自己所有的記憶，即使是已經50歲的患者，也可能回答自己只有23歲。並且，他們每天都會重覆同樣的答案。

◀ 怕忘記就寫下來，提升記憶力

不論使用藥物或進行記憶力復健、心理治療法，都無法治癒這種疾病。而導致所有方法都無法發揮效果的原因只有一個——「剛才說過的話，患者一下子就忘記了。」當醫生建議患者將談話的內容書寫下來時，患者卻會連醫生的建議也忘得一乾二淨。「高沙可夫症候群」是一種極特殊的疾病。**人類一旦失去記憶與學習新事物的能力，幾乎就成了一種無法改變、成長的生物了。**為了讓自己有所改變，人類必須擁有記憶與學習的能力。

不論是工作或運動，只有將失敗與挫折的記憶深深烙印在大腦裡，才能激發為努力達成目標的動力，人們才會知道該如何預備或該從何處反省，也才能抓到改善的要領。**為了戰勝健忘、鞭策自己不斷向前努力，請多使用筆記本或便條紙，幫助自己記住重要的事情。**

練習
19
只花10分鐘，「做菜」也能刺激大腦

在大腦的各個部位中，與憤怒、攻擊性、衝動情緒有關的是海馬體、杏仁核與前額葉。這些大腦的部位在除了「記憶」以外的認知功能中，分別擔任了重要的角色。在這些功能當中，**「空間認知」與「執行能力」，更是人類生存於世上不可或缺的大腦功能。**

◀ 忘東忘西，是失智症的前兆

為什麼要特別強調這兩種功能呢？**因為他們都是顯示人類「大腦功能衰退」的最佳指標。工作與生活能力低下、有障礙等現象，都是失智症的一個診斷基準。**眾所皆知，失智症首先會從健忘開始，接著越來越嚴重，在這個過程中，患者本身會出現空間認知障礙。舉例來說，當年長者迷路的時候，會將醫院當成自己的房間，這種情形就是因為患者的空間認知能力降低所導致的。

「空間認知」的英文叫作「spatial memory」，因為被歸類為記憶的一種，所以也稱為「空間記憶」，因為「記憶」兩字比較難令人聯想，因此稱之為「認知」。不過，這種空間認知與背誦單字、記住人類長相的「意義記憶」，以及記憶現場狀況的「情節記憶」等記憶類別不太一樣。

◀ 動手做菜，幫助訓練「執行力」

強調「空間認知」重要性的人，是曾在北京奧運期間負責指導日本游泳代表團隊的大腦外科醫生——林成之。在他的著作《大腦不喜歡你這樣》一書中，針對「空間認知能力」的好壞做了介紹，並根據該能力的好壞，將人分為擅長安排事情與不擅長安排事情共兩種。書中也提到，**想要鍛鍊「空間認知能力」，就必須改善自己的姿勢**，也透過許多圖解的方式來讓讀者更容易明白。

提高「空間認知能力」的同時，也可以提升執行任務的能力。除了位置等空間認知感之外，藉由預測完成時間的能力，讓自己能在有限時間內，有效地安排好自己應做的事情。

最能有效改善自己的姿態、透過圖解了解事物的方法，就是「培養休閒活動」。比如瑜伽、繪畫、素描、高爾夫、網球以及鋼琴等，都是不錯的休閒活動，同時也可以鍛鍊空間認知能力。「親自下廚做菜」可以訓練大腦安排做菜時的流程，是提高執行能力不可或缺的步驟。

◀ 男人因為有「睪丸酮」，方向感較好

男性荷爾蒙中的「睪丸酮」（Testosterone）會使生物的攻擊性更強。**「睪丸酮」是只有雄性動物才擁有的激素，曾有學者指出「睪丸酮」能夠提高空間認知能力。**事實上，美國華盛頓大學的研究團隊，曾經對於一般健康狀態下的老人及患有阿茲海默症的患者，施以少量的「睪丸酮」，確認「睪丸酮」的確可以提高空間認知能力。

的確，相較於男人，「睪丸酮」比較少的女人，空間認知能力會比男人差些。不過，「睪丸酮」的使用必須十分謹慎。將「睪丸酮」用在年輕人身上，也許會使年輕人因而長出肌肉，但也會變得比較容易禿頭，還會提高罹患前列腺癌或不良疾病的機率。

◀ 別只記得工作，適當休息讓大腦不退化

全球知名的GOOGLE工作團隊，有一項規定是，員工必須用生活中兩成的時間，去從事工作以外的休閒活動。這樣要求員工，除了健康因素外，也是希望員工能夠藉由休閒活動進而提高安排工作流程的能力。**利用生活中兩成的時間，從事可以提高空間認知與執行任務能力的休閒活動，對大腦也是一種良性的刺激。**

當大腦回饋系統越活潑時，不但能使自己感到開心，同時還能交到新朋友，獲得別人認同。請多刺激大腦較少使用的部分吧！如此一來，還能發現你未知的才華，讓開心程度加倍喔！

練習

20

多吃大豆、香蕉，減少抓狂、生氣次數

市面上有關人類憤怒情緒的書，大部分都是根據作者臨床上的經驗，以心理學或宗教的立場來做分析。在此，就讓我們改變一下方式，以生物的立場來分析大腦的功能與神經傳達物質、基因之間的關係吧！

◀ 失控、暴衝，全是因為大腦短路了

下列的四個大腦部位，與主宰表現敵意的負面感覺以及憤怒感的神經迴路有很大的關聯性。分別是「眼眶額葉皮質及腹內側前額回」、「背外側前額葉部皮質」、「杏仁核」、「前扣帶迴」。**這些部位主宰了人類的攻擊性及暴力行為與衝動情緒等，同時也可以抑制所有與憤怒有關的行為。**

為什麼我們能夠知道憤怒的感覺和大腦的部位有密切的關聯呢？其實，這是根據受過頭部外傷患者的研究報告所得到的結論。不過，這些患者中，有許多人都痊癒了，可說是不勝枚舉呢！

在臨床實驗中，有許多患者曾經出現個性大轉變的情形，但這當中的原因，不只是因為外傷。我們可以藉由觀察腦潰瘍、心肌梗塞等疾病，了解該疾病對人類的精神功能產生的影響。

那麼，我們要如何分析健康者「憤怒情緒」的處理過程呢？透過正子電腦斷層或機能性的核磁共振，可以讓我們了解大腦的狀態。透過刺激視覺或聽覺的實驗，發現大腦讓「腦部葡萄糖代謝」與「血液流動速度」加快的情形。我們做了幾個實驗，比如讓受試驗者看自己不喜歡的照片，然後透過核磁共振將他的大腦照片拍下來，並做了詳細的研究。

從研究結果中，可以得知杏仁核的活性化、以及腹內側前頭皮質功能出現低下的狀況。

◀ 缺少色胺酸，人易產生攻擊性

最廣為人知的、與人類憤怒情緒有關的化學物質中，就是神經傳導物質「血清素」、「去甲腎上腺素」、「多巴胺」。另外還有男性荷爾蒙「睪丸酮」、抗利尿荷爾蒙「抗利尿劑」（Vasopressin）等等。其中，最具科學根據的就是血清素了。

在本書的第2章中，我們曾經介紹過「較易衝動的精神病患者，他的脊髓液當中血清素較低。」血清素必須與名為「色胺酸」（tryptophan）的必需胺基酸合成。能夠促進兩者合成的食材為大豆、香蕉等。

聽到「色胺酸」這個名詞，也許你會覺得這只是維他命罐子上才會出現的名詞而已，事實上，「色胺酸」對人體十分重要。美國德州大學的研究團隊於1999年發表的研究報告中可以得知，**身體健康、平常只喝缺乏「色胺酸」的胺基酸飲料的實驗組，他們在與人相處的過程中，攻擊性較高。**

另外，能夠促進「色胺酸」功能的酵素基因也有許多種，影響的因子也是因人而異。美國匹茲堡大學的史丹佛．馬奴克博士的基因研究團隊曾發表了一篇研究論文。內容指出，在「色胺酸脫氧酵素」的酵素基因當中，擁有「A218CU」對立基因的人，對人的攻擊性比較高。「色胺酸脫氧酵素」是將「色胺酸」轉變為血清素時，不可或缺的一種酵素。

◀「偏食」容易生氣，「睡不飽」則易興奮

對於精神科醫生來說，在開立處方簽或選擇心理療法時，也必須將杏仁核、前頭葉皮質、血清素、基因等因素考慮在內。雖說了解以上四大因素之間的關係，也不可能改變杏仁核或基因，讓身體產生變化。但是，客觀且正確的認知，卻能讓心理學療法更確實地落實。**知道「睡眠不足」可能讓杏仁核過度興奮、「過度偏食」容易引發色胺酸不足等**，或許可以讓人更注意自己的生活作息，並藉此調整情緒吧！

練習
21
按順序做事，減少「不爽」的次數

先前我們從腦科學的角度來分析人類的「憤怒」情緒。不過，大多數的讀者應該會更想知道有效的「控制憤怒的方法」吧！憤怒的情緒源自「生氣」、「不悅」等負面情緒，而負面情緒總是夾雜著憤怒、不滿、敵意及焦躁。

◂「不爽」、「忍無可忍」，是抓狂前奏曲

到目前為止，仍然有人認為，「社會心理學」對負面情緒的看法和大腦科學有極大的不同，他們主張社會心理學過度低估負面情緒與憤怒之間的關聯性。當杏仁核產生恐懼、不愉快的情緒後，因大腦額葉無法抑制攻擊性與衝動情緒的發生，導致情緒表面化，便產生所謂的「憤怒情緒」。因此，**若從這個角度思考，「不爽」、「忍無**

可忍」、「抓狂」等，都是一種危險警告。

當一股怒氣衝向腦門時，我們能夠成功抑制自己的憤怒情緒嗎？根據這一點，還無法透過研究來得到答案。本章所寫的內容，都是從我的臨床經驗整理出來的。或許有人會認為這只是一種「經驗主義」，但除了經驗，我也加入了醫學、心理學等較科學的考量。

「憤怒」是由負面情緒所產生的，絕對不可能源自於幸福或滿足感。那麼，我們就從憤怒的代表名詞——「不爽」、「忍無可忍」、「抓狂」這幾個字來尋找憤怒情緒的處理方法吧！

◀ 客觀些，別「自以為」人人都該順著你

「不爽」是指因為對某人的印象極差，導致無法在生理上與該對象接近，或者當別人未按照自己的意思做事時，會出現的這種情緒。也就是說，這樣的人一開始會「自以為」別人會順著自己的意思來做事。因此，當有人無法順著他時，當事者就會

產生不愉快的情緒，是一種自私的情緒。

這時候，請對自己說：「我不一定是正確的。」並試著客觀地看事情，如此一來，當別人做的事不符合自己的期待時，負面情緒就不會增加。人生的路很辛苦，**若是感到「不爽」的時刻太多，就會讓自己的度量變小。**「忍無可忍」和「不爽」的定義就不同了，這是指一個人即將到達憤怒情緒前的臨界點。

◀ 快要抓狂時，不妨先冷靜休息

「忍無可忍」的情緒會讓一個人的度量變得越來越小。這時候，**請試著把待辦事項排序出來，能暫時保留的事情就先暫緩，先取得充分的休息及睡眠。**這樣大腦就可以從忍耐的情緒中跳脫出來。

如果能夠適時緩和「不爽」與「忍無可忍」的情緒，讓心情保持鎮定，就可以防止自己進入最糟的「抓狂」狀態。意識到自己已經進入負面情緒時，請多保護正被憤怒攻擊的自己，幫助成功跨越憤怒吧！

練習

22

想成功，先忘掉「自己的意見」

「個性白目」、「不懂得站在對方立場思考」、「對小事不斷吹毛求疵的人」，也就是眾人眼中的怪人，你的身邊是否也有這種人呢？

其實，**有這種傾向的人，可能是因為「發展障礙」**。最近，這種病症越來越常見，因此逐漸受到大眾的矚目。

◀ 智商再高，EQ零分也沒用

正確來說，這種病症應稱為「廣泛性發展障礙」。當我還是實習醫生時，「發展障礙」主要指的是自閉症。因為自閉症的患者在智能方面有重度的障礙，因此，這是一種比較容易診斷出來的疾病。

這個時候，問題就來了。因為有「廣泛性發展障礙」的患者，不但智能方面沒有障礙，**甚至很多患者在學校都是成績優秀的學生，只不過他們比較難融入社會，而且通常不懂得做人的基本道理，常得罪人。**

「高機能廣泛性發展障礙」的別名叫作「亞斯伯格症候群」。**患者通常會對一件小事極度吹毛求疵，同時無法接受別人的建議。**他們的想法是：「只要我能夠前進，別人怎麼想都沒關係。」在必須考高分才能就讀的名校裡，就有很多這樣的學生。

◀ 吹毛求疵並非壞事，但要適度

其實，對小事極度吹毛求疵的習慣，並不全然是壞事。在專業研究的領域中，必須對研究專心投入好幾年的時間，才能成功。發明電燈的愛迪生，據說也有類似「廣泛性發展障礙」的症狀，或許，擁有偉大成就的研究學者，可能都有輕微的廣泛性發展障礙症狀吧！

能夠在研究領域中一展長才是一件很棒的事，但如果讓自己處於一個不適合的環境中，嚴重者，可能會罹患憂鬱症或導致情緒不穩。一個不顧別人感受的人，是很難從事業務或服務性工作的。

造成「發展障礙」的責任並不在患者本人或其原生家庭。一般來說，**「發展障礙」被認為是大腦出現某些異常所致。**美國的醫學界為此還針對「發展障礙」患者的腦部研究投入很多心力。

只在乎自己的堅持，不管別人怎麼想，這類的大腦功能被通稱為「社會腦」。比如因杏仁核引起的恐懼感，因前額葉產生的倫理、判斷、解決問題的能力等，這些探討大腦與人類獨有高度功能相關的研究，就是所謂的「社會腦研究」。

◀ 接受批評，大腦功能會更發達

人類社會中，如果「社會腦」的功能不發達或不完全時，將會對人際關係造成很大的影響。**讓自己的「社會腦」適度發揮功能，便可以有效拓展度量。**如何鍛練「社會腦」，並發揮功能呢？謙虛接受別人的意見或批評，多站在別人的立場想，應該就是最好的鍛練方式吧！

翻開有關「發展障礙」的書，均未提出能夠治標的治療方針，只能請周圍的人盡量配合患者，這些患者「固執」、「白目」的特徵也是顯而易見的。即使想要堅持自己的意見，有時不妨試著配合對方或周遭的人，讓自己從「白目」的人、蛻變為「不白目」的人。**想在社會立足、成功，必須先將「自己的意見」放在一旁，找到與周遭的人意見相容的平衡點。**

Chapter 4

生氣時，做的決定都是錯的？

大腦判斷力的7個養成法

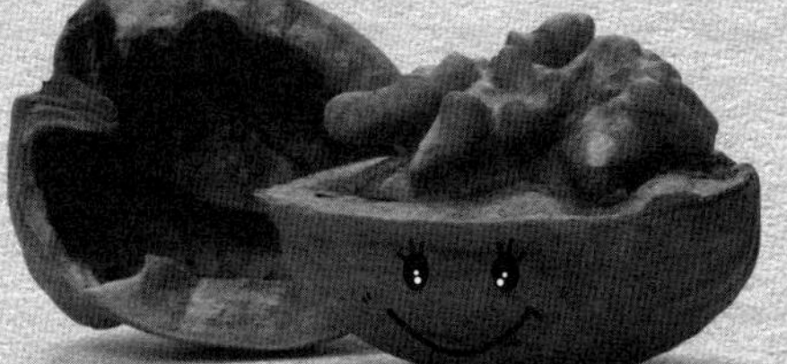

練習

23

樂觀的朋友是良藥，多找幾個

前一章，我們從基因等生物學的角度開始，以大腦的可塑性為中心點做討論。增加神經細胞的分支，可以創造出「可塑性」較高的大腦，對人類來說，增加神經細胞分支，除了影響記憶與學習能力之外，對於人格的養成扮演了十分重要的角色。

◀ 得意忘形、失意，無法準確「判斷」事物

人類社會中，「社會性人格」是舉足輕重的角色，**而這種「社會性人格」，除了會受遺傳基因的影響，後天的「可塑性」亦會影響一個人的社會接納度。**「社會性人格」是在與人相處的過程中才能學習到的，單憑自己的堅持，將無法融入社會這個大團體。不過，就算了解別人的想法十分重要，但在這之前，**還是必須先培養客觀看待**

事物的態度，提升自己的「客觀力」。

下面有幾種原因將導致一個人的「客觀力」越來越薄弱。當一個人因為成功而得意忘形時，就表示他正處於客觀力大量流失的時期。當一個人失去客觀力時，代表他正處於痛苦或逆境之中，也可能是他最失意的時候。

接下來，我將解釋這種失落的心情，會如何把「客觀力」牽引至一條死胡同裡的過程。當一個人失意的時候，心理便處於一種準備進入憂鬱症世界的狀態。**每個人都會有憂鬱的心情，但依程度的不同，將會影響自己原先的客觀判斷力。**現在，就讓我們揭開憂鬱症的神秘面紗吧！

◀ 太規矩的人，容易得「憂鬱症」

憂鬱症理論首次出現於二十世紀，是由一位德國精神科學家──休伯特．提倫巴哈提出的，也就是「藍色個性理論（Melancolía）」。「藍色個性」指的是「憂鬱」和「膽小」，他把喜愛組織及秩序的人們，定義為「憂鬱親和性格」，過去有許多日本人都擁有這種性格，這種人常被稱讚是勤勞工作的人或賢妻良母等。

這些擁有「憂鬱親和性格」特質的人，為了不出現脫序的狀況，會把自己鎖在自訂的秩序模式中，他們的行為十分封閉，這種現象就稱為「封閉性」。也就是說，這種類型的人，**因為過度保守，而無法適應換工作等環境的變化，總是用負面思考將自己封閉在自我築起的塔內。**

此外，他還提出「急迫性」的概念。「封閉性」指的是空間、環境的影響，而「急迫性」指的是時間的影響。舉例來說，規定自己一定要在截止日期之前完成工作，對現代人而言，可說是最常面對的不愉快經驗。

此外，**他還認為「封閉性」與「急迫性」是造成憂鬱症的主要原因。**雖然以現代醫學的角度來說，普遍認為血清素與去甲腎上腺素等生物學因子，是導致憂鬱症的主因，不過，這種概念其實缺乏客觀的考量。

◀ 心情本來就有起伏，別小題大作

想要提升一個人的「客觀力」，就必須從導正認知的偏見開始。我們就先針對客觀力及大腦的習性，提出兩個導正觀念的重點吧！

首先，你必須了解「心情是有起伏的」。「當冬天來臨的時候，就表示春天已然遠去」、「三寒四溫」，大自然就是這樣運轉的。**當憂鬱症還沒嚴重到需要看醫生時，原先感到消沉的心情也可能會漸漸好轉，因為人的心情本來就是起起伏伏的。**有的時候，人類會陷入一種莫名的灰色情緒中，就好像突然被烏雲籠罩的天空，當太陽再度出現時，天空又會回到一片蔚藍了。「藍色性格」很容易在一個人感到稍微憂鬱時，對身體落井下石、因而產生更多負面的情緒。「心情的低氣壓」是最好的比喻，有時候，**對生活不要過度悲觀敏感，也不失為遠離憂鬱症的好方法喔！**

◀多結交樂觀的朋友，擺脫自怨自艾

另外，也可以試著從他人處得到想法與評價。當你覺得「我的煩惱不可能解決了」的時候，表示你已經開始失去自信心。這時候，你需要的是別人從旁給你意見，透過他人的感受確認自己的感覺，或者請朋友矯正自己的想法。正因如此，**結交能夠說出正面意見及思考的朋友真的很重要，如果只結交喜歡批判的「名嘴型朋友」，只會加強負面思考的強度而已。**了解情緒起伏的真相，從別人身上吸取正向、積極的能量，就能幫助你擁有客觀力！

練習 24
感謝，是趕走「自戀」的最好方法

自私的人，總是隨心所欲的做事。其實，自由自在地過生活，是一件值得肯定的事，但許多人常為了一點小事就急躁不安，為周遭的朋友帶來很大的麻煩。只要遇到不合己意的事就馬上生氣，不但苦了自己也苦了別人，當這種情況惡化的時候，便成為人際關係中最大的問題。

當一個人在為人處世上，失去客觀態度的時候，只會使得利己主義（指過分重視自我）的枝葉越來越茂盛，如此一來，人類會變成什麼德行呢？當「過度自戀」變成一種病的時候，又將陷入什麼樣的泥沼中呢？

舉例來說，明明無法達到傲人的業績，卻總是誇大自己的能力、過度自信地認為自己是十分重要的角色、希望得到更多的讚美、無法引起共鳴、有特別強烈的強權意識、嫉妒成功的人、自大傲慢。如果身邊有這種人，那還真是十分傷腦筋耶！

◀ 太自戀，會逐漸和社會脫節

這種偏差的認知與感覺，會從青少年時代開始持續到出社會工作，不但會帶給自己痛苦，也會造成別人的痛苦，甚至會帶給職場與社會不小的麻煩。這種情形，在現代醫學中被稱為「自戀型人格異常」，這種症狀也可說是一種病態的自戀性人格。我曾經治療過罹患該病症的2、3位患者，老實說，在療程中，我感到精疲力盡，甚至不會想再接觸這類型的病人。

這種異常的人格究竟是如何形成的呢？就自戀性格來說，以佛洛依德理論為研究基礎的心理學家海茵茲・寇哈特（Heinz Kohut），他提出的自體心理學是最著名的，就讓我來介紹一下他的理論吧！

孩童外顯的自戀行為，會在與環境的相互作用下（或稱「同感」），慢慢轉變為現實且成熟的內在自戀性格，逐漸發展為健康的自戀性格。但是，**「自戀型人格異**

常」的人，會跳脫環境變化的影響，帶著孩童未成熟的自戀個性長大成人，當這樣的人為了持續追求自己心中喜歡的形象，就會與現實社會間產生越來越大的隔閡。

◀過度在乎自己，工作、人際都會面臨危機

這就是精神分析中的自戀理論。這種性格的人，在現實生活中會帶給人很大的麻煩。他們的個性自大傲慢，總會覺得「我有權力要求你做某件事，所以你必須完成它」，他們總是盡可能的壓榨別人、希望得到他人羨慕的眼光與讚賞、無法站在別人的立場思考。這樣的態度，會導致人際關係出現裂痕、使工作變得困難重重，甚至陷入人際與工作的危機當中。

這種人被拒絕後，會因為無法接受這樣的結果而傷及自尊，心裡的不安與憂鬱感就會與日俱增；於是，開始憎恨周遭的人，甚至出現幻想。**有時候也會因為事情不能盡如己意，於是憤而做出激烈的事情，如企圖自殺等，想引起別人的注意，這個時候，就不只是「度量大或小」的問題了。**

曾經有實習醫生問我：「這種病人該如何治療呢？」想修正青少年時期便已定格的人格特質，其實是相當困難的。假如沒有先經過思考，便貿然介入對方的自戀世界，一定會立刻遭到批判或拒絕。

如果試著表現出深有同感的樣子，對患者說：「是啊！」來同意他所說的自戀內容時，他的本性便會漸漸顯露出來。畢竟，醫生也是人，一旦被過度要求，也會開始感到不耐煩。因此，治療這種病症的患者，常使醫生感到無力。

◀ 憤怒、嫉妒，皆源自於「自戀」

就治療方法而言，寇哈特也曾經說過，**病患本身須假想自戀的自己曾受過傷，而治療者則須接受對方曾有過失敗的人生經驗，以寬容的態度來面對。**

但是，你也許會覺得，似乎每個人都具備了類似「自戀型人格異常」的症狀，人們總是會表現誇大的語氣，以及渴望別人的讚賞。那麼，是不是所有的人都能妥善處理自己的自戀問題呢？

寇哈特曾經說過一句話：「請創造最佳狀態的自己。」我認為這句話是一個很好的提醒。**憤怒、嫉妒的情緒，或許都是由強烈的自戀個性產生的。假如你開始覺得自己過於自戀，請將這種情緒轉換成對別人的體貼與感謝吧！**即使無法真的轉換成功，也請不要在心裡自傲地認為：「我是個度量很大的人！」因為這時的你，一不小心，有可能再陷入「自傲」的陷阱中。

練習 25

善用七種情緒機制，避免遷怒別人

當感到慾求不滿時，我們的內心會自動開啟防衛機制，這種行為完全是在無意識中產生的。我想，很多人看到這裡，應該會有種恍然大悟的感覺，心想：「原來如此啊！」**這種在無意識下自動開啟的防衛機制，能夠在陷入糾結的情緒或感到失落時，幫助我們重新站起來。**

◀ 無法獲得滿足時，只會更緊張

人類所有的行為都是為了滿足自己的慾望。只要是人，就會有食慾、性慾、睡眠慾等生理上的需求，至於工作與興趣，則是一種自我實現的慾望表現。投入義工活動，則是為了滿足自己想要幫助別人的慾望。

當慾望充分得到滿足後，原先伴隨慾望產生的緊張感便會解除，在解除後，這種行為就會停止運作。肚子餓時，只要吃點東西，空腹感就會立刻消失。

然而，有些等級較高的慾望無法時常得到滿足。例如：「想成為受歡迎的美女」、「想成為一位事業成功的企業家」等，這類的慾望並不容易實現。此時，我們的內心便會下意識地浮現一種「慾求不滿」的感覺。**當慾望無法獲得滿足時，不安與緊張的情緒就會持續不散。**於是，這種「慾求不滿」的失落感，就會產生抑鬱、不安、焦慮、緊張的情緒。

◀ 心情會自我調適，「放輕鬆」能度過難關

我們常會在心裡想著要做某事，卻總覺得天不從人願。「真不想去上班！」假如我們順從自己的真心、不出門上班，很快就會被社會淘汰。但是，「在公司好好努力、完成工作，出人頭地」卻也是內心渴望的真心話啊！

這時，**當這種慾求不滿的狀況出現，或是遇到難以抉擇的事情，我們的內心就會**

自動開啟防衛機制，將心中糾葛與不安的情緒降到最低，因此，我們也可以說這是一種「調適機制」。

這種「調適機制」共有十幾種，其中，有七種調適機制，我希望各位讀者都能夠了解，因為這將對情緒的調適有很大的幫助。它們分別是「壓抑機制」、「補償機制」、「置換機制」、「昇華機制」、「投射機制」、「反動形成機制」、「合理化機制」。上過心理學或精神分析課程的人或許聽過這些名詞，在此我們就針對前述做簡單的說明吧！

◀「壓抑」只能治標，久了容易爆發

所謂的「壓抑機制」，指的是一種刻意壓抑自己的慾望，將慾望埋藏在內心深處的一種防衛機制。在我們的慾望當中，常常可以發現許多反社會或不太明智的慾望。因此，這種防衛機制只是將慾望「壓抑」而已，很可能成為日後內心感到不安的原因，所以，這種機制的防衛與調適的效能並不太好。

「補償機制」則是為了克服自卑感，朝反方向努力，創造價值的一種防衛機制。例如，日本作家三島由紀夫，為了擺脫文人身體孱弱的形象，在晚年時勤於健身，或許，主導這種行為的也是「補償機制」。「我不擅長業務，想多學一些有關會計的專業知識」等，在我們產生行為的動機裡，處處都可以發現「補償機制」的蹤影。

◂ 預先在內心提醒自己，避免失控

此外，你是否曾經因為某件事而遷怒朋友或家人呢？

「遷怒行為」可說是「置換機制」的代表性行為。**「置換機制」指的是將無法被甲認同的情緒，轉移到乙的身上。**舉例來說，因為無法對頂頭上司抱怨，便把無法發洩的怒氣轉移到部屬身上。有時候也可能會把氣出在中階管理階層的員工身上。

目前為止，雖然我們只介紹了「壓抑機制」、「補償機制」、「置換機制」，不曉得各位讀者是否感到心有戚戚焉呢？其實這都是我們在無意識下產生的行為機制，所以非常難以察覺。因此，如果可以預先提醒自己，對於控制情緒將會大有幫助。

練習

26

慾求不滿時，要解決而不是壓抑

強制壓抑自己想做的事情、為了掩飾自卑感，故意朝反方向行動、試圖克服自卑感的「補償機制」、將自己的怒氣發洩在別人身上的「遷怒機制」等，這些行為聽起來似乎都很負面。

此外，「投射機制」也是一種複雜且讓人感到不舒服的行為。**這種行為就是在別人身上看到自己的弱點或缺點，認為對方對自己懷有敵意，便無由地憎恨，甚至攻擊他。**有些人會將自己因小事而歇斯底里的行為，投射在別人身上，然後不斷地攻擊對方的這個缺點。

在別人身上尋找自己的缺點，幾乎都帶有負面的情緒。這與「遷怒」有幾分相似，但充其量就只是在別人的身上，攻擊自己的缺點、慾望罷了。光以這點來說，就能明白這是一種極不光明的行為，其實，這只是在攻擊自己的「分身」罷了！

◀ 自我催眠「這是對的」，無法解決問題

另外，有種行為與「惱羞成怒」、「敗犬的遠吠（意指沒有能力，只能在遠處虛張聲勢）」的狀況非常類似，也就是所謂的「反動形成機制」。即刻意擴大與自己「背道而馳」的慾望，試圖維持內心的平衡。當內心的慾望無法獲得滿足時，你是否也曾虛張聲勢呢？若出現這種行為，就表示「反動形成機制」已經悄然啟動了。

就算你沒有表現出虛張聲勢的行為，但當慾望無法獲得滿足時，是否曾為自己找藉口，藉此去除心中的不安呢？好比當自己無法順利進入理想的大公司工作時，就會找個理由安慰自己：「哎呀！像那種無聊的公司，幸好沒被錄取呢！」**像這種為自己找藉口來得到自我滿足、自我正當化的行為，便稱為「自我合理機制」**。

◀善用情緒保護機制，當個好相處的人

到目前為止，我與各位分享的六種心理防衛機制，都是潛藏於人類心靈深處的負面保護機制。不過，**最後的這項「昇華機制」，卻能給人正面的力量。**例如為了博得異性的好感，努力運動、唸書等，青春熱血漫畫中常會出現的「為愛奮鬥」的情節，都是「昇華機制」的最佳寫照。將自己的慾望，轉化成能夠獲得社會認同感的行為，與前述的六種機制有很大的區別。

除了前面介紹給各位的七種機制之外，另外還有「防衛」及「適應」機制，其實，**只要明白這七種機制，就能知道當慾望無法獲得滿足時，該如何妥當處理慾求不滿的情緒，也可以了解自己比較適合以哪種方式，解除內心的不安**，如此一來，就能以更客觀的態度來看待事物。

如果能夠妥善運用這些機制，就能有效地幫助自己適應不安的情緒。但是，若是用錯方法，卻可能使自己的人際關係岌岌可危。一味地壓抑自己，只會讓自己不安與

抑鬱的情緒越來越高漲。若是只有補償與投射行為，甚至會迫使自己從團體中消失。

◀ 不過度壓抑自己，偶爾也要釋放

雖然這些機制是「防衛」及「適應」的行為，但如果太過度，可能會導致自己麻痺。因為已經習慣糟糕的環境，導致自己漸漸麻痺，也察覺不到已身處痛苦之中。

過度的適應行為會使自己身處危險狀況而不自知。**任憑自己漸漸麻痺，嚴重者，甚至可能導致失眠、食慾降低等健康問題。**

充分了解內心的保護機制，慢慢丟掉功效較低、對情緒處理較無益處的行為吧！**不要只是一味地壓抑自己，請試著使自己的情緒「昇華」**。前面提到的內心保護機制，都源自於佛洛依德的精神分析理論。雖然潛意識的行為是無法控制的，但如果我們能夠多加留意，就能使自己更順暢的處理情緒。

「投射」與「虛張聲勢」的行為，很容易在不知不覺中找上自己，希望大家能在這兩種穩緒上身時，適時地反省自己。

練習

27

寫下煩惱，能跳出慣性思考

這章所提到的內心防衛機制，都是在無意識中出現的行為。因為是在無意識中出現的，因此，想要留意這些行為，其實並不簡單。「光說不練」很簡單，那麼我們到底該如何執行呢？不妨就從現代醫學、心理學的觀點著手，將重點放在思考與行為上，這樣一來，就能實際地解決問題。接下來要談的「認知行為療法」源自於美國，現在，就讓我們先把重點放在「思考」上面吧！

◀ 每個人都有盲點，所以要不斷提醒自己

每個人都有看待事物、思考事物的盲點。因為人們常常完全沒有留意自己的思考模式，也因此常會缺乏認識自我的能力。

正如莎翁名劇《凱撒大帝》中的名言：「人們只看到自己想看的東西。」**人類通常只會依自己的喜好來解釋自己的行為。**也許，不管透過多麼嚴謹的訓練，人類永遠都不可能客觀地看待自己的言行。

但是，若能夠以自然科學家的觀點，用假設的角度，時常提醒自己：「**如果發生同樣的事，別人會怎麼想呢？**」也許會對生活或工作有所幫助。

「客觀的想法」在我們感到苦惱、陷入情緒糾葛中時，可以發揮很大的作用。只要是人類，都會有各式各樣的煩惱。我自己也有煩惱，而患者對於自身的狀態或社會環境等，也都抱有某種程度的煩惱。有時候，患者也會跟我談到同事、學弟妹、朋友、家人或工作上的種種煩惱。

◀ 把煩惱寫下來，幫助了解「該怎麼做？」

尚處於不適應、不滿程度的煩惱，只要透過改善自我認知的思考方式，多半能順利解決問題。將負面想法導正到正向，在憂鬱症與強迫症的治療法中，是最常用的認知療法。如果因為一點小小的失敗，就極端地認為「我完蛋了」，我建議有這種想法的人，可以把自己這種「零百思考（不是「0分」就是「100分」的思考模式）」的過程記錄下來。

透過長期的記錄，了解自己內心的糾葛與慣性思考的模式，能訓練自己不輕易陷入負面思考中。此外，我將告訴大家如何在日常生活中實踐認知療法的精華。

◀ 懂得檢視自我，就能調適心情

下頁的「圖解思考模式」是幫助各位將認知療法融入日常生活中的方法。只要填入表格的三個欄位即可，就能以最簡單的方式，輕鬆實踐認知療法，對情緒的控制有極大的幫助。

現在，就讓我們透過這個表格，了解自己最常出現的思考模式吧！把這個表格，簡單地記錄在隨身記事本或空白筆記本中，就能輕鬆矯正自己的思考模式。

正規的認知療法，必須每天詳細記載自己內心的想法糾葛、憤怒的過程、以及無

圖解思考模式，了解真正的想法

目前出現的想法	慣性的想法	轉換的想法
繼續待在這種無聊的公司，實在沒意義，乾脆辭職算了。	是「0思考」？還是「100思考」？是真的想走，還是說氣話？是否習慣黑白分明地看待事物。	只有腳踏實地，才能創造成功。請繼續待在目前的公司，努力看看吧！

當出現某種念頭時，便在灰色欄位上依序寫下目前、慣性、轉換的想法，幫助找出「眞正的想法」。

意識間湧現的想法、當時的情緒、想法的盲點等。

但是，很少有人能夠持之以恆地每天記錄這些細節。有些人甚至把這種記錄工作，變成一種打發時間的活動，這樣一來，反而會使認知療法變得有點病態。

只要偶爾真實地記錄內心的想法，就能夠有效控制情緒。了解自己思考的慣性模式，也是一種能夠提升度量的練習方法喔！

練習 28

生氣時照鏡子，「醜態」能使人冷靜

在無意識中出現的反應、了解自己的思考模式等，我們已經陸續談了「精神分析」與「認知科學」的觀念與解決方法。不論方法為何，擁有相關的知識也是相當重要的喔！

現實生活不可能永遠完美，不管是工作上的同事或家人，絕對沒有人的心裡是完全無牽無掛的。人人皆有煩惱，只是煩惱的大小各不相同而已。

即使意識到自己常會陷入某種負面思考的循環裡，例如：「**哎！不管做什麼都沒有用！**」的想法，就算意識到自己的慣性思考模式又能怎樣呢？只要遇到不順遂的事，這種「**哎！不管做什麼都沒有用！**」的想法就會立刻浮現在腦海裡。各位讀者是否也有過被這類負面思考包圍的經驗呢？

◀記住自己生氣的模樣，避免突然失控

當認為做什麼都沒有用的時候，難道就只能放棄嗎？不！你絕對不能輕言放棄，再跟現實戰鬥一下吧！**更重要的是，必須學習「透過別人的眼睛」觀察自己。**

有一個很有趣的心理測驗是這樣的，故意跟受測者說一些他們聽了會生氣的話。像是告訴他們：「其實參加這項實驗是沒有酬勞的。」任何人聽到應該都會生氣吧！可是，這個實驗規定他們，在表現生氣時，必須在某條件下進行。為了使受測者能看到自己生氣的表情，科學家在受測者前面放置一面鏡子，以便使他們能看見自己生氣時的表情。實驗結果顯示，沒有人想看到自己生氣的表情。

雖然在生氣時照鏡子，可以幫助自己減緩怒氣，但如果在情緒爆發之前，突然從包包裡拿出鏡子，確實是太唐突了。因此，**我們只能培養用大腦想像自己生氣的樣子。假如你實在無法想像自己生氣的模樣，請試著回想朋友們生氣時的樣子吧！**

◀ 偶爾站在高處觀察，別一直活在象牙塔內

一個人唸書是很孤單的事，如果在圖書館唸書，因為一起唸書的人很多，就會營造緊張的氣氛，增強自己唸書的慾望。**當別人看著自己，或者和別人做同樣的事情時，能使執行的效率提高，這種情形稱為「群眾效果」**。除了可以運用於學習過程中，也能運用於情緒控制上。

我們通常都無法察覺自己的價值觀、情緒。**對周遭環境的「防衛」與「適應」，可能會在不知不覺間，讓自己的客觀力麻痺**。不妨試著偶爾遠離一下自己的生活吧！參加派對的時候，請離開舞池中央，爬上梯子，試著觀察全場吧！試著找到這種感覺就對了！當自己也沉浸在派對中很high的氣氛時，很難看見整體的狀況。當我們懂得觀察全場時，也意味著度量將越來越大喔！

練習

29

多傾聽、不搶話，是最好的溝通

如何培養客觀力？首先，必須訓練自己「不偏心」，不要只單方面相信或只看單方面的情況來做決定。在這當中，**「傾聽別人的話」便成為培養客觀力的基本動作。**平常與朋友之間的閒聊可以輕鬆一點，但若身處重要場合時，絕不能被動地聽別人發言。必須主動、積極地聆聽他人的價值觀、思想與談話。

◀ 主動傾聽，讓他願意分享心情

我們把積極的傾聽稱為「主動傾聽」，主要是用於與他人交涉時的概念。其概念的出發點為「在自然談話的狀態下，不能詢問重要的事情」，但這樣的概念除了運用在與他人交涉或生意會談之外，也能運用於病患的治療。因此，我們在日常的治療方法中，便引用了「主動傾聽」的精華。

「主動傾聽」的重點為以下三點。**第一點是「自己必須先主動傾聽」**。當兩個人的談話甚不投機時，雙方都會陷入不想聽對方講話的循環中。**希望對方能傾聽自己的意見，你必須先把耳朵湊過去**，如此一來，對方就會在你說話的時候，主動拉長耳朵、專注地傾聽。為什麼有這樣的效果呢？這是因為，當你仔細聆聽對方說話時，也同時給予對方需「以傾聽回報你」的壓力。

◀ 不搶話，反而能主導結論

第二點是「仔細聆聽，讓對方感覺舒暢」。幾乎所有人都喜歡別人認真地聽自己講話，不管你和對方的談話內容為何，就算是會議內容或結論，都不是那麼重要，**重點是，對方希望你能夠仔細聆聽他說的話，可以滿足他渴望被傾聽的慾望。**

我也曾經有過好幾次相同的經驗。某次，我與對方面談了約一小時的時間，但還是被對方抱怨「我根本沒聽他說話」。也有一次是我只和對方談了約5分鐘的時間，對方便一直向我道謝，感謝我仔細傾聽他的問題。想讓對方感到開心的方法有很多種，**比起談話的內容，滿足對方「想被傾聽」的慾望，比較能主導最後的結論。**

◀ 多聽他說，別老是用數字比較

第三點就是「蒐集有關對方的情報」，也許大家會覺得這是理所當然的。但是，如果能蒐集很多對方的相關情報，就能夠培養批判性的眼光，並分辨重要與不重要的情報，同時也能提升透過網路查詢資料的能力。

積極傾聽別人說話，也會增加自己談話的功力。但在傾聽的時候，必須注意一點，那就是與人溝通時，千萬不要過度依賴數據，**別以「數據」來衡量對方的談話內容。**不管是醫學、社會、經濟、會計等領域，就連談生意時，也常會提到數據。因為數據是最有科學根據、最客觀的資料。

但是，不管做什麼事都依賴數據，這樣真的好嗎？雖然大腦科學不斷在進步，可是，不管是感情或人際關係，都無法用數據來衡量吧！

◀ 傾聽、談話，才是溝通的管道

在醫學的世界裡，「實證醫學」（Evidence Based Medicine）是主流。可是，在一切都講求證據的背景下，醫師與病患之間的對話、與醫師看診時的溝通，卻越來越薄弱。因此，「敘事醫學」（Narrative Based Medicine）便取代了「實證醫學」。這是一種基於人類與生俱來的「溝通能力」產生的治療方式。當患者因為「腰痛」而到整形外科去看診，當X光片沒問題時，醫生便會立刻說：「再觀察幾天好了。」患者便摸摸鼻子回去「等待」下一次的腰痛才能回診。這樣的診療方式，完全無法減輕患者的煩惱與痛苦。以「敘事醫學」的立場來說，醫生透過觀察患者、與患者聊天、或聽患者訴苦，進而達到治癒患者疾病的自然治療過程，才是重要的。

重視數據與重視談話並不矛盾。兩者之間，反而有互補的功用。只重視數據的「偽客觀」，只會讓人際關係越來越薄弱。**以積極傾聽對方談話的內容為主、科學數據為輔的過程，才能同時兼顧人際關係的和諧與培養客觀的態度。**

Chapter 5

快抓狂時，該怎麼辦？

7個冷靜情緒的控制法

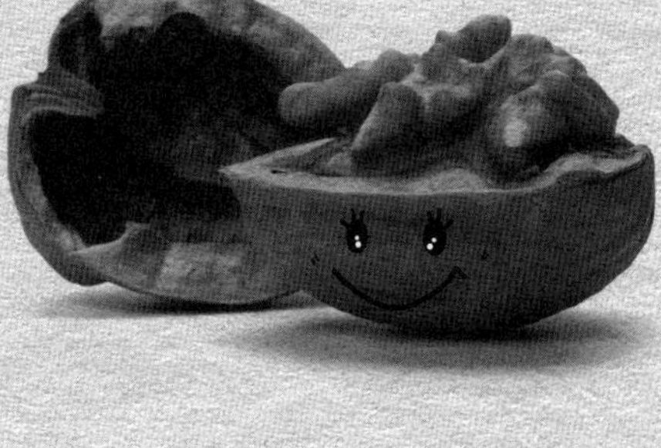

練習

30

「快速冥想」，穩定失控的脾氣

大家應該都聽過「特效藥」吧！所謂的特效藥，不是指一般飯後服用的藥，而是當我們發高燒或出現劇烈頭痛等症狀時，服用後能立即見效的藥物。

以精神科的治療來說，「特效藥」是不可或缺的。失眠時服用「失眠特效藥」、感到不安時，服用「不安特效藥」、過度興奮時服用「鎮靜特效藥」。為了預防萬一，在病人住院時，醫院會事先備妥這些藥物，假如本身有長期服用的特效藥，就能在危急或感到不舒服的時候，立刻服用並且見效，因此，特效藥受到許多人的歡迎。

◀ 緊張時，「深呼吸」是最好的特效藥

日常生活中，你是否也曾經有那麼一瞬間會覺得「假如真的有失控的特效藥就好

了！」當工作不順，對工作萌生退意、想捶打牆壁出氣、想大聲尖叫、心浮氣躁、焦躁、焦慮、不安等，當自己陷入前述狀態時，特效藥就顯得十分重要。假如有能夠立刻解決自己問題的藥，我想不管任何人都會想要馬上服用吧！

真的有這種方便的「特效藥」嗎？以前，香菸或咖啡、酒精等會使人上癮的物質，在某種程度來說，也算是特效藥吧！累的時候來一瓶啤酒，稍微休息一下，真是人生一大樂事啊！

「深呼吸」是大家本來就知道的情緒緩和方法。**深深地吐口氣，再深深地吸口氣，就可以讓副交感神經運作，達到緩和身心緊張的效果。**副交感神經就如同「人體煞車」一樣，只要煞車能夠發揮作用，車子就能夠緩緩地停下來。

◀ 找個安靜的地方放空，找回步調

那麼心理層面呢？像「憤怒」、「抓狂」等情緒，是在周遭的狀況未按照自己的意思來進行時所出現的現象，沒有人喜歡因為別人而打亂自己的步調。尤其是憂鬱症或有不安障礙的病人，通常這類的人不喜歡接聽電話，原因也許就如同前述所說的一樣吧！憂鬱症患者不喜歡別人打亂自己的行事步調。因此，患有憂鬱症或患有不安障礙的人，不喜歡處理工作中「突然掉下的禮物」。

想要治療這類症狀，很難找到具特效藥效果的解決方法。反之，可能必須多花點時間，也許無法像特效藥的藥效那樣強，不過，卻有一種方式，能夠帶來與特效藥一樣的效果，這個方法就是「快速冥想」。

一說到「冥想」，你可能會立刻聯想到和尚或宗教。不過，千萬別把「冥想」想得太困難喔！你只需要挪出5分鐘就可以了，只要坐在安靜的地方，看著周圍的人事物發呆就好，就這樣靜靜待著，什麼都不用想。**唯一需要留意的就是，千萬別去想那些會使自己生氣的事情。**

想要進行冥想時，不用特地選擇假日或比較不忙的日子；**我認為就算再忙，也必須在日常生活中找一天依照自己的「步調」做一次冥想。**適時地給心情沉澱的時間，非常重要喔！

◀痛苦時不妨默唸「冷靜」，換來安心

冥想能夠鎮定不安的情緒，抑制焦躁感，針對這一點，關注亞洲文化的美國學者，針對冥想進行了深入的研究。麻省理工學院與哈佛大學的研究學者，以腦波與機能性MRI的檢測證實，冥想能有效抑制疼痛，同時也有鎮定不安情緒的功效。

當你覺得自己越來越焦慮時，請給自己一些時間吧！買一些平常喜歡喝的飲料，什麼都不做，享受屬於自己的時間吧！在這裡我們就不跟各位囉嗦「絕對不要碰咖啡因或尼古丁」了。請盡量讓自己保持輕鬆、愉快的心情。**當感到生氣而心跳加速時，請在心中默唸「冷靜」、「冷靜」就可以了。**

經過不斷的練習之後，即使遇到痛苦的事情，也能夠在心裡默唸「我等一下會冷靜下來」，使自己進入一種正面的循環中。只要能讓焦躁的心情獲得舒緩，安心的感覺也會加倍喔！

「快速冥想」可鎮定不安與焦慮的情緒

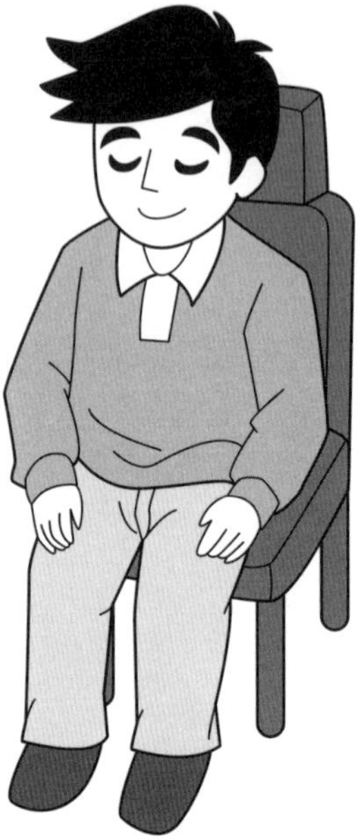

◀ 快抓狂時，記得冥想、深呼吸

剛住院的患者可能常會需要服用特效藥。可是，當療程開始進行，病情比較穩定之後，就漸漸地不需要特效藥了。**雖然特效藥好像只能用於短短的某幾個瞬間，但若以長遠的眼光來看，特效藥也扮演了很重要的角色喔！**

練習

31 生氣，只會讓自己吃悶虧

生氣的結果通常是自己吃虧。或許有人看到這句話會說：「廢話！這個道理我也知道啊！」然而，很多人都知道的道理，卻總是很難做到。

當社會處於經濟的高度成長期時，為了讓各行各業能迅速跟上社會發展的速度；於是，上司藉由罵部屬來表示自己是個「會帶人」的上司、老師藉由罵學生來展現自己是個「很會教」的老師。而且，生氣總是會被「愛之深，責之切」這樣的謬論包裝起來，導致這種幼稚的行為被合理化。

◀「愛之深，責之切」只是幼稚的表現

現代人不輕易表達自己情感，最好還是盡量避免「愛之深，責之切」的責罵。以

自我為中心，完全不顧對方立場的憤怒，只會疏遠自己與對方的距離，這根本就是「小氣先生、小姐」專屬的憤怒模式。自我中心式的憤怒也會奪走面對對方生氣時的耐性。像這種彼此間毫無防衛的談話方式，只會讓雙方都受到傷害而已。

此外，看到生氣的表情，會讓掌管情緒的杏仁核活動力突然上升。美國賓州大學的研究團隊讓受實驗者透過螢幕觀看各種表情，同時以MRI分析他們觀看各種表情時的大腦活動。實驗結果顯示，相較於看到一般表情，**看到憤怒表情時，杏仁核的活動力較活躍。**當他們看到憤怒表情時，也同時開啟了自己的憤怒情緒開關。

◀ 愛生氣的人，會孤獨一輩子

當我們與人面對面、視線相交時，就算再怎麼生氣，多半也能在當下抑制住。可是，在網路發達的現代，就另當別論了。為了不讓別人知道自己的真實角色，匿名以不實或毒辣的言語攻擊他人，試圖透過這些動作來解放自己；像這種在部落格或推特上常見的筆戰，就是因此而產生的。

現在是一個社交網路十分發達的社會，就好像大腦的突觸一樣，透過無數的連結，創造許多無法預料的可能性。若真要切斷由網路建立的人際關係，也是再容易不過的事。**假如因為憤怒而在部落格上胡亂發言，極可能永遠地切斷與他人的關係。**

現實社會也是一樣，如果因為被他人故意激怒而做出令自己後悔的事，將可能因而切斷好不容易建立的情誼，導致自己孤身一人。

當受實驗者看到憤怒表情時，他們的杏仁核就會出現「要戰鬥或逃避」的反應。因為現在是文明社會，大部分的人都會選擇逃避，愛生氣的人也會漸漸被社會及家人孤立，陷入惡性循環之中。

◀ 面帶笑容、具親和力，拉近彼此距離

精神科治療的關鍵要素並不是藥物，而是當事者的「自然恢復力」，以及家人、朋友的支持。被家人冷落的孤單病患在治療上是極為困難的，若是患者自暴自棄，那麼，他想恢復健康的欲望也就會消失殆盡了。

通常，被孤立患者的家人，對他們的怨言也相對較多。而被放棄的當事人，卻常是導致不合的始作俑者。當一個人生氣時，受傷的通常是自己。「憤怒」的情緒可能刺激周遭人們腦內的杏仁核大家自然而然會遠離當事者。相反地，**笑容與親切的態度則可以拉近自己與朋友間的距離。**

大家不妨回頭檢視自己的行為，看看是否已在不知不覺中，因為「憤怒」而使度量越來越小呢？

練習 32 失控之前，馬上「離開現場」

截至目前為止，與大家談到許多情緒管理的想法，我想各位應該會很想問我：

「那醫生您自己如何麼處理憤怒的情緒呢？」

我自己也是經過許多失敗，才找到好方法的。**其實，我的方法很簡單——「遠離可能會讓自己抓狂的環境」就對了。**

◀ 溝通無效時，不如離開現場

當自己感覺情緒快要失控時，就可以透過各種不同的方式來控制情緒。你可以深呼吸、慢慢吐氣，或者告訴自己：「**現在生氣，將來一定會後悔。**」、「**雖然現在很生氣，但換個方式想就不一樣了！**」**試著把當時的情況合理化。**

有時，就算這些努力都做了，還是無法控制自己的憤怒情緒。當大腦的前額葉都無法控制情緒時，就是會讓你「氣到全身發抖」的時候。

當脈膊變快、呼吸變急促，發現自己緊握拳頭時，就必須注意情緒。不過，很多時候會連注意自己情緒的機會都沒有。此時，就要利用杏仁核的功能了，**必須從「戰鬥還是逃避」的選項中，選擇「逃避」。如果可以，不妨「遠離現場」。**

職場中，一定會有與自己意見不合的人。有些人可能會特地找時間與對方溝通，但我建議大家，若嘗試與對方溝通卻未見起色，為了避免造成自己的負擔與壓力，建議可以盡量遠離對方，不跟對方說話，也不接近他。

◀ 眼不見為淨，快抓狂時不妨先「落跑」吧！

對於因為憂鬱症而暫停工作的人，我常煩惱自己是否該開立「能夠重返職場」的證明給他們。經過治療或在家靜養，讓失眠與情緒低落的問題改善之後，這些患者看起來的確能夠重返職場了，但如果造成憂鬱症的原因是「公司裡的上司」呢？

如果讓患者再度回到上司的手下工作，先前療養的功效將會消失殆盡。因此，假如患者必須回去工作，我會建議患者必須先與公司的人事單位進行協商，因為只有調派至其他部門或派任其他職務，才不會使患者的憂鬱症復發。只有「休養」與「藥物」，還不足以讓患者康復返回職場，如果無法確保職場上的「安全人際關係距離」，患者一定很快又會回到醫院的。

「保持安全距離」是精神科中最常使用的治療方式，意思就是取得與家人、上司之間的安全人際關係距離。但究竟怎樣的距離才是「安全距離」呢？這個標準實在很難拿捏。所以，我建議你不妨暫時離開現場吧！離開現場才是最眼明手快的處理方式。當然，這不是要你永遠逃避，只是暫時性地離開而已。

即使假裝去上廁所也無所謂，至少不會讓對方輕易察覺自己的焦躁不安與憤怒情緒。**當你快抓狂時，請採取「逃避策略」吧！**像日本名將豐臣秀吉一樣，即使他以「度量大」著稱，但聽說他也曾經是「落跑達人」呢！

練習

33

自信不需理由，成功的入場券是「信心」

大腦科學家茂木健一郎先生曾說過一句話：「**對自己有自信，不需要理由。**」這句話在許多部落格或推特上，受到熱烈的討論與批判。由此也可以看出，每個人其實都十分有勇氣發表自己的言論與想法。

「需要理由的自信」常常給人「老謀深算」的感覺，而不需要理由的自信，卻可能帶領你面對不確定的未來與危機。

◀ 走投無路時，「不認輸」也是一條生路

當你遇到走投無路的難關，請對自己說：「一定會沒事的。」即使準備工作或工作經驗不足，也一定要在緊要關頭時這樣安慰自己。

其實，「沒有自信」是不想讓自己受到傷害的防衛機制，這與先面提到的「合理化」很接近。許多實習醫生都會說：「我經驗不足。」我自己也曾經這樣說過。除了以此方式面對上司與病患之外，這也是一種愛自己、保護自己不受傷害的表現方式。

別再找藉口了！請學習孩子的精神，率直地找回自信吧！我們絕對不能認輸，必須以「正向思考」來迎接自己的意志。

在精神醫學方面，表現精神狀態的用語當中，有一個名稱叫作「躁症」。主要指的是躁鬱症的症狀，就如同症狀名稱一樣，病患會一直說話，甚至可能連續好幾天不睡覺，持續活動；「躁症」可能伴隨誇大妄想的症狀。

「我是董事長，不管我做什麼都沒關係。」、「下一筆生意一定要成功，假如我賺到一億元，一定要買輛法拉利！」等等，這類病患常會出現遙不可及的夢想。

◀ 看似不可能的夢想，反而有機會成功

即使不是精神科醫生，單以一般人的眼光來看，也會知道他們的夢想是百分之百不可能實現的。例如：「下個星期，我一定要當上行政院長。」的夢想，根本是無稽之談。可是，「躁症」也會依症狀的輕重，分成幾種不同階段，其中，大部分「輕躁狀態」患者的夢想，都是看似可以實現，但其實根本不會實現的夢想。

當腦中全被誇張的妄想佔據時，根本無法預測失敗的可能性有多高，他們會貿然地將生命中的所有能量都投注在想做的事情上；無法接受他人的警告、修正或建議。

我認為這樣的情況，似乎與過去偉人們認真開始執行某件事的態度十分相似。日本的棒球選手野茂英雄挑戰加入「美國職棒大聯盟」的時候，也曾經被批判過，認為他根本沒有經過深思熟慮，便貿然決定參加。不過，我想就是因為他事前曾精密地分析成功的機率，才能毅然決定去美國吧！

不可思議的是，腦科學及精神科學的學問領域中，幾乎無法得知「躁症」的真實

樣貌。不同於「鬱症」的地方是，「躁症」的人行事較為高調，配合度不高，因此很難對這種患者做詳細的檢查。

◀ 告訴自己「我可以」，能突破困境

因此，「自信」這種東西，根本不需要太多科學的印證。**一旦遇到真的很棘手的狀況時，不需要任何證據或推論，請直接告訴自己：「一切沒事！」並同時尋找突破重圍的方法。**

自信，是很容易崩壞的；因此，必須不斷地努力。不管是棒球選手或腦科學家，他們都能做到「不為自信找理由」，甚至接近「真正有自信」的境界。

有些人會誤以為「躁症」的強大活力，可以使工作更順利地進行，這樣的想法實在太天真了。出現「躁症」之後，隨之而來的就是「鬱症」了。**「自信，不需要理由」，只有擁有這種莫名的自信，才能使通往成功之路的速度變得更快。**等到真的有自信時，就表示你的「度量」也變大了喔！

練習 34

「走路」，是最好的情緒療癒

有許多人透過「走路」來尋求精神上的安定。不管是德國著名哲學家伊馬努埃爾・康德，還是日本哲學家西田幾多郎，都是在散步的過程當中，不斷思考出人生的哲學。**有「醫學之祖」稱號的希波克拉底也曾經留下：「健走，人類最好的醫藥。」**這句名言給後世的人。

除了哲學家及醫學家之外，日本也有許多節目是以「在街道上散步」為主題，都擁有超高的收視率。**「散步」不但能夠使人文思泉湧，還有穩定情緒的功用，是一個不容忽視的活動。**「走路」對健康絕對沒有不良的影響；「步行」是最容易入門的運動，能夠使脈膊漸漸上升，不只對身體很好，也能幫助大腦提振精神。

◀「走路」，是抗憂鬱的良藥

現代醫學證明，像「走路」這種規律的運動，能夠刺激大腦內的血清素神經，活化血清素。英國保健機構的治療指導中心，也極推崇自然療法，認為治療憂鬱症時，與其貿然地給予病患抗憂鬱症的藥物，不如讓他做一些輕鬆的運動，從改變生活習慣開始著手。不過，**在這裡我建議大家的方法是「試著踏上陌生的土地」。**

前述提到，單純規律的運動，能夠刺激血清素神經；但是，人類不能只靠血清素生存。只在相同的地方走路，容易感到單調無趣，假如失去了「刺激」，會使人的感覺變得越來越遲鈍。當刺激變遲鈍之後，大腦的感受力也會變低落，這種現象就叫做「減量調節（down regulation）」。

搭車上班或購物時，多少都會走一點路。可是，這些步行充其量只是「生活必需」，是不得已才做的。**不是出於自願的「步行」，很難享受走路的快樂與喜悅。**

住在東京的人，幾乎不去東京鐵塔，這種現象，我想大家或多或少都有吧！人們常會忘記多放點心思在自己居住的土地上。放假時，不妨開車或搭乘捷運，到平常很少去的街道或初次造訪的土地走走，享用美食、散步一下吧！

◀「走路」能消除緊張感，製造快樂

走路能夠讓多巴胺回饋系統製造「快樂因子」，這是我對走路的感受。假日時多出去走走吧！就算是隔壁的街道也可以喔！說不定會在住家附近發現新事物，像這種「意外插曲」會被烙印在大腦裡，大腦也能感受的到。**緊張的時候，人往往會坐立不安，這時候可以試著慢慢地在走廊上來回步行，有舒緩緊張情緒的效果喔！**

請養成走路的習慣吧！「走路」是一種每天要持續進行的活動、習慣。久久一次的走路運動，無法消除不安與緊張的情緒。

總是覺得「最近走路的時間很少」，或者「最近只有上、下班（學）才走路」，沒有在其他地方走路的人，請離開家裡的沙發，積極地到陌生的土地、街道上走走吧！請拋開不愛運動的習慣，積極地到路上走走吧！

練習
35
話要慢慢說，「信任」由說話開始

日本著名戰地攝影師渡部陽一先生，他「慢條斯理」的獨特說話方式，深得大眾喜愛。我想，這是因為他長期駐守在步調緊湊、瞬息萬變、槍林彈雨的戰地與講求精確、快速判斷且不容有任何差錯的急救現場，卻總能慢條斯理地說話，這兩者之間形成的極大對比，就是他深受歡迎的原因吧！

在我的印象中，就算是醫術、品格都很優秀的外科醫生或急診室醫生，即使他們說起話來總是不疾不徐，其悠閒的態度卻仍無法與渡部先生相比，無論何時，渡部先生看起來總是氣定神閒的。

◀ 急性子、粗心的人，有話更要「慢慢說」

不管從事何種行業，一個已經對周遭環境十分熟悉的人，看起來總是老神在在，不會帶給別人「做事慢吞吞」的感覺，反而還能營造出一種「安定」的氣氛，讓旁人皆能感到「安心」。

在戰場或手術室中，「焦躁」與「粗心大意」是絕對禁止的。當人感到焦慮時，交感神經就會變得很活躍。讓血壓與心跳加快的「腎上腺素」及恐懼與注意力的神經傳導物質「去甲腎上腺素」的分泌也會變得更加活躍。

適度地分泌「腎上腺素」及「去甲腎上腺素」並不是壞事，**給予身體適量的緊張感，可以提高注意力。**可是，當「腎上腺素」與「去甲腎上腺素」過度分泌時，可能會出現心悸、手發抖、說話聲音沙啞、排汗異常等狀況，會完全表現在生理的反應上。換句話說，身體的功能會因為過度運作而處於「暴走」的狀態。

這個時候，必須先讓身體的運作速度緩和下來。**要讓身體的運作緩和下來，首先**

要從「清楚地」、「慢慢地」說話方式開始；「說話」這個動作，就是讓身體運作開始慢下來的具體行為。

◀ 觀察自己的說話習慣，避免說錯話

「清楚地」、「慢慢地」說話，能夠減少與他人交談的失敗機率。過於急躁時所說出來的話語，可能會辭不達意，也會因為太急於表達意見而說錯話。在戰場或手術時所說的每句話，都會攸關性命；假如溝通失敗，可能會造成無法挽回的遺憾。因此，真正經歷過大風大浪的人，都十分了解「清楚溝通」的重要性。當我們感到焦躁時，請「清楚地」、「慢慢地」說話吧！

想在短時間內修正自己說話的習慣，可能不是一件簡單的事情。所以，平常就必須常把這個習慣放在心上，隨時提醒自己。**雖然錄下自己說話的聲音，難免讓人覺得害羞，但卻能透過這個方式，清楚地看到自己的缺點。**

假如你說話的時候，別人總是會重覆詢問你剛剛說話的內容，除了說話的音量不夠大之外，另一個可能的原因就是你並沒有「清楚表達」。

◀ 放慢說話速度，意見容易被接受

扮演人體油門角色的交感神經，在我們感到興奮或緊張時，會自然而然地加速分泌，而且還會出現心悸與手發抖等生理現象；可是，擔任煞車角色的副交感神經，卻無法輕易啟動。據說透過「深呼吸」可以提升副交感神經的作用，讓身心都得到舒緩。然而，實際的成效卻很難發現。

試著深呼吸，「清楚地」、「慢慢地」說話吧！**只放慢說話速度是不夠的，必須清楚地表達意見，才能給對方留下良好的印象。**當自己這麼做時，對方說話的速度也會開始放慢，同時也會清楚地表達意見。想要得到事半功倍的溝通效果，就從「放慢說話速度」開始吧！

練習

36

大腦對「笑臉」特別有好感，要常常笑

當我們感到心情煩躁時，請放慢說話速度！藉由緩和的動作能夠成功抑制「腎上腺素」及「去甲腎上腺素」的分泌。放慢說話速度，同時也能讓對方的行為與自己的行為產生相互呼應的作用。

這個方法的終極目標就是「越痛苦的時候，越能開朗面對」。「不管人生有多痛苦，始終正向地面對」就是這個方法的最佳寫照。

◀ 分享正面能量，朋友自然聚集

到目前為止，只要談到「情緒」，我們都會把焦點放在「焦躁」與「憤怒」上。有四個字叫做「喜怒哀樂」，**但如果按照情緒能量排序，則應為「怒哀樂喜」。**這句

話是我的醫界前輩泉谷閑示醫生在他的著作《不依賴藥物也能治癒「憂鬱症」》裡所寫到的，讀到時真是心有戚戚焉。

前述已提到過，「歡喜」與「喜悅」的情緒是由與多巴胺有密切關係的快樂回饋系統所主宰。雖然維持自己的快樂回饋系統運作十分重要，但是尋求組織或團隊的成功，讓別人感到開心也是很重要的。因此，你必須學會與別人分享喜悅與快樂。

或許有的時候，我們也需要分享憤怒與悲傷，不過，**不斷地分享負面情緒，可能會打擊士氣。**當我們的情緒到達忍耐的頂點時，請訓練自己做些正向的行為吧！當你想要提高自己的能量時，周圍的人也會主動對你伸出援手。你的身邊甚至還有可能會出現一位小天使，讓你的精神層面也獲得支持。

雖然這是經驗談，不過，**一個陰沉的人，身旁的朋友將會對他敬而遠之，只有想突破黑暗，迎向陽光的人，才會被朋友包圍環繞。**

◀ 大腦只認識「笑臉」，跟「哭臉」或「憤怒」很不熟

開朗的人的共同特質就是「笑容」。據說，和「哭臉」或「憤怒表情」比較起來，大腦比較能夠辨識出「笑臉」。

大腦中負責認知笑容等表情的部位叫作「梭狀回」。它位於顳葉的底部，與產生情緒的杏仁核有密切的關係。我們之所以能夠讀取臉部表情或顏色，據說全都得仰賴這個「梭狀回」呢！

當我們看到憤怒的表情時，「梭狀回」就會進行情緒解讀，當讀取到「這傢伙不懷好意」的訊息後，便會產生「恐懼感」與「不悅感」。這時，可想而知的是，杏仁核會開始變得很活潑。**當我們為別人著想時，透過幫助別人而獲得自我滿足，同時也可以滿足自我慾望，啟動快樂回饋系統的開關。**

◀看到表情嚴肅的人，大腦會發出「離他遠一點」的訊號

這樣說來，我們可以說「笑容」是幫助我們克服困境的魔法。電影中也常出現這樣的場景，當一個美國人身處的環境越痛苦時，越能夠說笑話來自嘲。這種在絕望中仍不忘保持幽默與正向態度的特質，可以說是美國開拓者的代表精神，也正因為這種樂觀的精神，才能讓美國人在開拓國土時，克服種種逆境。

看到這裡，你是否也急著想突破瓶頸，找回屬於自己的陽光呢？**「笑容」絕對能夠幫你找到生命的無限可能。**焦躁不安、抓狂、無法控制自己的態度，會讓自己醜態畢露，周圍的人也將與你漸行漸遠。當大腦看到令人不愉快的人時，杏仁核就會告訴大腦：「這個人不妙喔！」大腦便會基於「和這種人在一起不會有好處」的原則下，讓你的朋友與你漸漸疏遠，同時快樂回饋系統也將棄你而去。**只要改變想法，在身處困境時，展現自己陽光的一面，那麼，周圍的人都會站出來挺你喔！**

Chapter 6

睡覺有助大腦「重新開機」？

修復大腦的7個好習慣

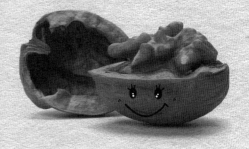

練習

37

不熬夜、睡好覺，找回精準判斷力

年輕時，即使偶爾沒睡好，也能在短時間內靠體內的「青春能量」，迅速恢復精神。35歲之前，即使因為熬夜工作而造成睡眠不足，還是能靠著毅力克服精神不濟。但是，**一旦過了35歲，只要沒睡好，精神就會變差，並影響健康及工作效率。**

當我以「睡眠」為題，針對一般民眾演講時，也常會收到一些感慨性的提問與感想，例如：「在剛進公司的菜鳥階段時，即使睡眠不足也不太會影響工作效率。但是，最近只要沒睡飽，就越來越覺得身體吃不消，而導致精神不濟。」、「睡眠功能真的老化了嗎？」

我的印象中，**大概自35歲開始，最遲至40歲左右，許多人的「睡眠功能」會自動開始老化。**各位可以觀察自己的祖父母或父母親的睡眠狀態，應該就能了解。

◀ 睡不飽無法解決問題，壓力更大

人一旦上了年紀就會變得早睡早起，睡眠品質也會變差。**「跑廁所」的次數增加，也是影響睡眠的主要原因之一**，所以，上了年紀後便無法再像年輕時一樣，能夠很快地進入深度睡眠。

40歲是開始自覺睡眠功能老化的時期，而這個年紀也正是擔負更多社會責任的時期。大多數人在這個年紀時，開始在職場上擔任管理職，其中有些人也可能因創業而擔任負責人，因此管理部屬的壓力便日益增加。在家裡，此時也是必須面對孩子教育的重要時期，因此，身體健康狀況便開始陸續亮紅燈。

其實，**40歲時人生會出現種種壓力，也被視為造成「憂鬱症」的主要病因之一。**這個世代所必須肩負的壓力，與年輕時期不顧一切地「衝刺事業」或是「尋找自我」的煩惱不同，特有的沉重壓力著實讓許多人感到痛苦。

這些心裡壓力中，「睡眠不足」意外地成為健康大敵，在睡不飽的狀態下，會讓大腦中的「杏仁核」過度活潑。**杏仁核是生氣與恐懼情緒的產生來源，一旦過度活潑，會讓主宰判斷與解決問題的額前區活動力降低。**在許多使用核磁共振攝影的實驗結果中，也是如此顯示。

◀ 沒睡好又壓力大，容易得到憂鬱症

我們重新再看一次，關於美國加州大學柏克萊分校的教授團隊所發表的研究。這項研究將受測者分為「充分睡眠組」與「睡眠不足組」兩組，讓兩組受測者都觀看內容悲慘且令人感到不舒服的影片，結果顯示，「睡眠不足組」的杏仁核不僅有異常活躍的反應，額前區的功能也會下降，使得額前區的抑制功能變得無法作用。

人類的「壓力反應」可以從腦部的下視丘、腦下垂體、腎上腺皮質這三個部位來說明，簡稱為「ＨＰＡ軸」。人體受到來自腦部的壓力刺激後，沿著「ＨＰＡ軸」從腎上腺皮質分泌壓力荷爾蒙皮質醇，被視為產生憤怒情緒來源的杏仁核，對於這種來自腦部的壓力刺激會進行強力干預的動作。有一種假設理論認為，**「憂鬱症」也是因**

為ＨＰＡ軸過度運作所造成的。因為對於壓力反應過敏，結果造成壓力荷爾蒙過度分泌；若適度分泌，其實是有助於維持緊張與免疫功能的。

◀ 睡眠品質越差，越容易打人、鬧事

ＨＰＡ軸的過度運作會顯現在「睡眠品質」上。具體來說，人會因此變得不容易入睡、淺眠、容易做惡夢，接著，便會刺激ＨＰＡ軸。此時，不論腦部還是身體都會處於壓力狀態，額前區的抑制功能也會降低，焦躁的情緒能量也會越來越強。於是，可能在自己也沒想過的狀況下，發生破口大罵與暴力等不當行為。

我們常看到，原本和善的中年人酒後情緒高漲，引發暴力事件，可能當事者在喝酒前，早已因睡眠不足而造成情緒焦慮了。我認為，**許多人的非理性行為，極有可能是因為「睡眠不足」而造成的**，最後白白糟蹋重要的人生。

人類的壓力反應機制

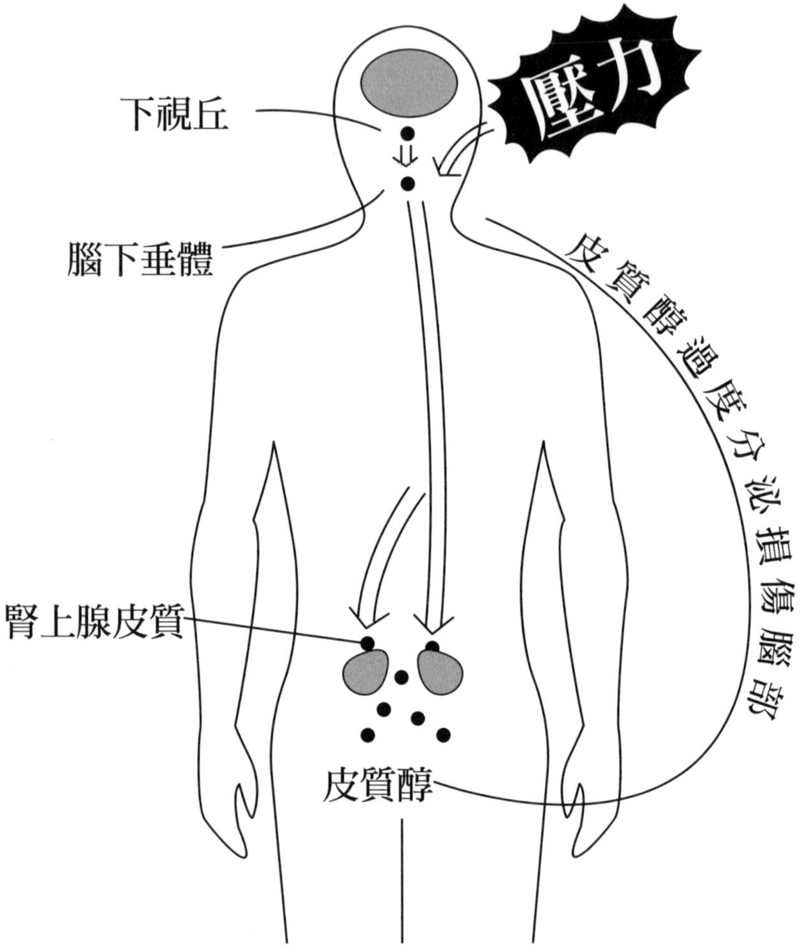

▲人類只要感受到壓力，「HPA軸」便會過度活躍，造成壓力荷爾蒙的皮質醇過度分泌。

練習38 多想「開心的事」，趕走惡夢

有些人因每晚做惡夢而十分困擾，惡夢究竟意味著什麼？常做惡夢又該怎麼辦呢？讓我們來談談處理方法吧！前一章曾提到，**當人類一感受到壓力時，腦部的HPA軸便會過度活潑，最後導致失眠或做惡夢。**當談到精神上的壓力時，必須同時談到「心病」，也就是「創傷壓力症候群」，簡稱「PTSD」。

所謂的「PTSD」指的是經過像地震這類殘酷災害後，因為經歷足以讓人類失去尊嚴的真實體驗，或者目擊慘痛畫面之後，內心因此受傷的疾病。人在經歷重大災害、戰爭、成為受害者、歷經暴力、虐待事件之後，強烈的恐懼感伴隨著經驗深深烙印在心中，成為「內傷」；全身充滿恐懼及戰慄感的體驗或記憶，則稱為「外傷」，這些都叫做「創傷經驗（trauma）」。

◀不只遭遇事故，壓力大、憂鬱症也容易做惡夢

假如創傷經驗一直跟著自己，會讓內心出現不適的狀況。例如，每當想起時，不快樂的回憶會一直在心裡揮之不去、平常一定會避開可能讓自己回想起創傷經驗的地點、脾氣開始變得暴躁等。

ＰＴＳＤ的代表性症狀就是「做惡夢」，每天晚上都不斷做相同的夢，像是夢到家人在自己眼前消失等。起床後仍然記得夢境的內容、無法早睡早起、因為做惡夢而被嚇醒等，以上這些都是ＰＴＳＤ常見的症狀。有些人還會因為害怕做惡夢，而晚上不睡覺，極為痛苦。

不只ＰＴＳＤ患者會做惡夢，憂鬱症或壓力過大的人也容易重覆不斷地做同一個惡夢，如：被上司大聲斥責、公司倒閉等較貼近生活的夢。可能只做一晚的惡夢，也可能每天都做惡夢，讓當事人在起床後，常常滿頭大汗，疲累地迎接每一天。

那麼，有什麼方法可以預防做惡夢呢？事實上，我們已經發現，**「惡夢」會出現**

於睡眠過程中的「快速動眼睡眠期」，即大腦在活動，但身體是休息的，也是最容易做夢的時期。假如是PTSD或憂鬱症的患者，會給予服藥期間較短的抗憂鬱藥，因為幾乎所有的抗憂鬱藥都含有縮短創傷睡眠時間的功用。

◀ 多想開心的事，擊退惡夢

除了藥物之外，有沒有什麼方法可以防止自己的精神狀態不受到惡夢的影響呢？一般來說，「夢境模擬」是最常用來做為治療的方式。所謂的「夢境模擬」，指的是想一些可以擊退惡夢的故事，或者畫出能夠讓內心安定的畫後，睡覺前將這些想法再重覆讀取的治療方法。這個方法沒有固定的規則，**重點是必須讓當事者具體地說出想做之夢的內容。**

「夢境模擬」的治療方法主要被用於PTSD的治療上，結果也持續在實際驗證中。美國新墨西哥州的睡眠健康中心團隊根據「美國醫師協會」的研究報告，將實驗者分為「導入夢境模擬」的治療組，與「不導入夢境模擬」的治療組，檢測當實驗者做惡夢時，其睡眠品質會產生何種變化。結果，導入「夢境模擬」組別在做惡夢的次數及天數上都減少了。

◀睡前不斷想著「希望發生的好事」，說出來更好

「夢境模擬」就是先寫出做的惡夢內容，再寫出想做的「好夢內容」，接著，請用10～15分鐘不斷重覆、想像自己想做的夢。在做「夢境模擬」時，請寫出自己希望惡夢的內容如何改變，這種訓練必須每天執行。不過，這個方法是以PTSD的治療者為主所做的「夢境模擬」，不宜對被治療的當事人太嚴格，需特別注意。

之後，請當事者用畫畫或書寫，將「好夢」的具體內容記錄下來，在睡覺前一直想像夢境的畫面。例如：想像自己身處夏威夷或沖繩，正悠閒地散步於海邊、在好吃的餐廳用餐、參加一場高爾夫球友誼賽等，**想像的內容沒有限制，只要「快樂」就好**。因此，大家不妨快想想要如何改變夢的內容，重覆「夢境模擬」的動作吧！

多想像好夢的內容，告別惡夢！

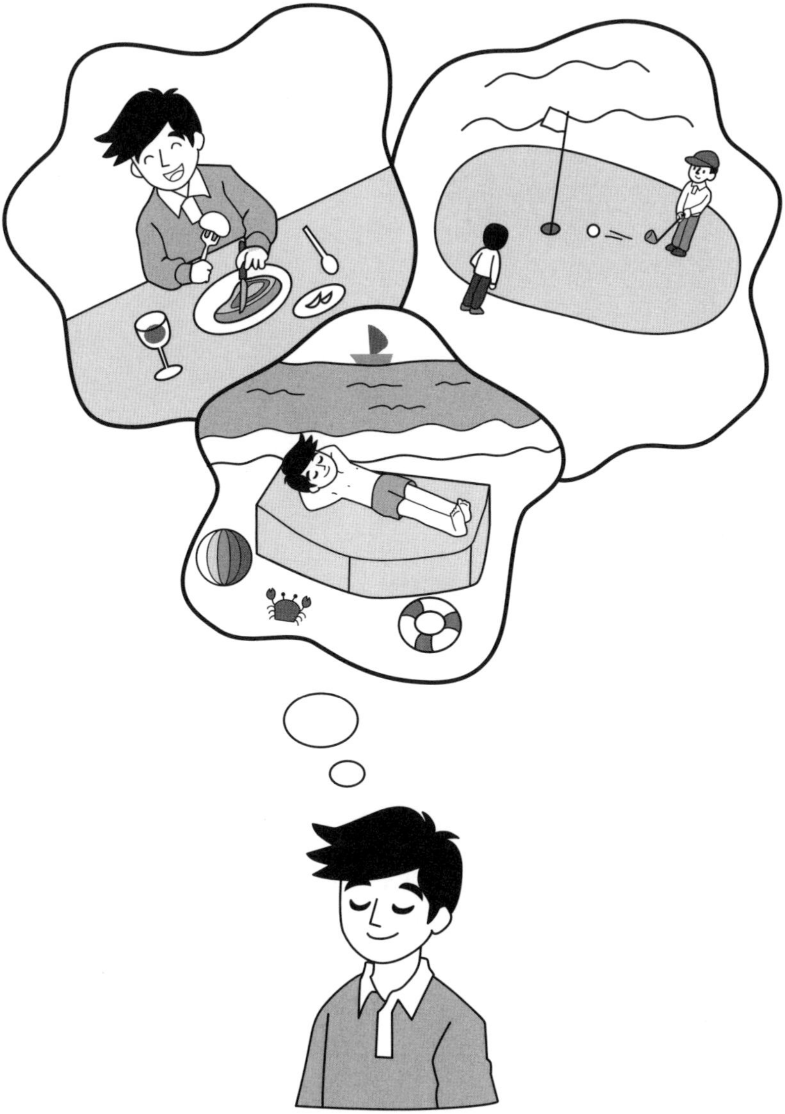

練習

39

失眠、淺眠，是「壓力」的徵兆

我們現在已經知道包含惡夢在內，情感豐富的夢境大部分都是在「快速動眼睡眠期」中發生的。也知道在「非快速動眼睡眠期」時，也會做夢，只是夢境的內容多為片段式的。在「快速動眼睡眠期」時，眼睛雖然還在轉動，但肌肉卻已達完全放鬆的狀態，此時若睜開眼睛，身體是完全動彈不得的，有時會變成一種好像「鬼壓床」的狀態。

目前已可證實夢境是發生於「快速動眼睡眠期」，但記憶與情緒的處理工作是否也同時在此時發生呢？心理學家西摩費雪博士則提出了一種說法，即「精神動力假設說」。他認為夢境是為了發散本能衝動而誕生的，**「快速動眼睡眠期」表示身體已準備好應付外界的緊急事件，而夢境則是用來警告身體的。**

◀睡不安穩、常做夢，多來自於壓力

受佛洛依德影響的這個理論，因為「快速動眼睡眠斷眠」的實驗結果而獲得支持。所謂的「快速動眼睡眠斷眠」指的是選擇性地遮斷快速眼動睡眠期，即腦波呈現大腦正處於快速動眼睡眠期時，將實驗者喚醒。選擇性地遮斷睡眠，會發生什麼事呢？執行斷眠之後，受測者的食慾和性慾皆變得旺盛，但情緒的控制較不穩定，容易進入高度的急躁狀態，有時還會變得易怒。

那麼，快速動眼睡眠期越長越好嗎？答案是否定的。**因為快速動眼睡眠期也是一個壓力指標，例如，當我們調查憂鬱症患者的睡眠時間後發現，和健康的人比較起來，憂鬱症患者的快速動眼睡眠期的確是比較長的。**PTSD患者的快速動眼睡眠期雖然不持續，呈現斷斷續續的情況，即便如此，睡眠時間仍比一般健康的人還要長。

◀ 天天做惡夢，表示身體已不堪負荷

壓力越大，快速動眼睡眠期越長。因為壓力會導致ＨＰＡ軸的功能變得活潑，讓壓力賀爾蒙——「腎上腺皮質素」分泌變得旺盛。「ＨＰＡ軸的機能亢進」正是增加快速動眼睡眠期時間的元兇，唯有漸漸改善憂鬱症，才能逐漸正常化。

　總之，快速動眼睡眠期太短或太長都不好。一般人的快速動眼睡眠期時間約佔全部睡眠時間的20～25％，主要是用來處理不愉快的情緒及所伴隨的不好記憶。假如發現自己最近做惡夢的次數增加時，或許是快速動眼睡眠期的情緒處理功能出了問題。若久久才做一次惡夢，倒是無須擔心，但是，**如果每晚都做惡夢，壓力可能會造成ＨＰＡ軸過度運作，讓快速動眼睡眠期變得更長。**

　有些人根本不了解自己身上的壓力有多大，還天真地以為「我的工作壓力和其它人一樣」。但是，孰不知此時體內的壓力承受度已經降低了。

◀反省過去、思考未來，也能培養度量

大家都很想否認自己身上背負的壓力，即使你再逞強，認為自己是個很能對抗強大壓力的人，但是，睡眠是不會說謊的。除了失眠、淺眠的症狀之外，做惡夢的情況也需要特別注意。因為創傷而做惡夢的情況是可以被理解的，但如果因為荒唐無稽的惡夢內容便急於探討自己的原生家庭或人格特質，我個人認為就有點太小題大做了。

最近有一種說法，以「回省網絡模式」的概念來比喻夢境等睡眠時的大腦活動樣貌。大腦中的腦神經網絡可分成「不斷朝眼前目標努力完成工作」的網絡，及「不斷回首過去、反省，考慮將來」的網絡，後者就是「回省網絡模式」的功能。**一邊思考自己的過去和未來，同時也透過情緒及思考來豐富自己的內在，這個網絡可以紮實地拓展一個人的「度量」。**讓人類即使在睡覺或休息的時候，大腦也能夠執行高度的情緒處理工作！

練習40 天天都「熟睡」，記性會變好

透過壓力研究，可以了解快速動眼睡眠期與情緒處理、做惡夢之間的關聯。那麼，在快速動眼睡眠期外的睡眠狀態，即「非快速動眼睡眠期」，又有什麼樣的功能呢？在「非快速動眼睡眠期」中，包含如同打瞌睡的「淺睡眠期」，及睡到起不來的「熟睡期」。這個時期對於拓展度量而言，扮演了重要角色。

以前，研究人員及醫療相關人員只對「快速動眼睡眠期」抱持高度的興趣。我們已經可以了解到憂鬱症患者的「快速動眼睡眠期」較長、夢與記憶之間的關聯性等，同時也了解在「快速動眼睡眠期」中，眼球會做急速運動的事實，關於睡眠的謎底一一被解開了。當大家把焦點全放在「快速動眼睡眠期」時，「非快速眼動睡眠期」似乎被忽略了。

◀ 睡眠品質也會影響「記憶力」

但是，人除了在「快速動眼睡眠期」會做夢之外，在「非快速動眼睡眠期」時也是會做夢的，只是較容易做惡夢就是了。因此，**「非快速眼動睡眠期」的功用除了讓大腦獲得充分休息之外，也關係著記憶的功能。**

在國際基準當中，將「非快速動眼睡眠期」分成四階段。第一和第二階段是屬於淺眠的「輕睡眠期」，第三和第四階段則屬於深度睡眠的「熟睡期」。「輕睡眠期」指的是在睡眠當中為較容易清醒的狀態，可以看到腦波呈現「睡眠紡錘波」。「熟睡期」則可以讓大腦及身體獲得充分的休息，有緩和的功能，腦波呈現出周波數較低且較大的波形，因此又被稱為「慢波睡眠期」。

不論是較淺的「快速動眼睡眠期」，或較深沉的「非快速動眼睡眠期」，二者皆和睡眠中的「記憶再合成」有相當大的關係。

◀先睡飽，成績自然比較好

德國國立呂北克音樂大學的研究團隊進行了記憶實驗，將兩個實驗組別分成「熟睡組」和「淺睡組」，實驗結果發現，**「熟睡組」的記憶再生率是較高的**。就身體上的運動記憶來說，熟睡組的腦部「慢波」會變得較活潑，於睡眠後的運動測試中也能收到好成績。美國威斯康辛大學的研究團隊將這個研究結果視為是「身體自然的反應」。

熟睡期比較重要，淺睡期就沒那麼重要嗎？事實上並不然。淺睡期時能夠觀察到一種擁有特殊形狀的腦波——「睡眠紡錘波」，許多實驗結果指出，**「睡眠紡錘波」對記憶的再合成功能有極度密切的影響。**

這個「睡眠紡錘波」如同名字一樣，外形長得像「線筒」。在「非快速動眼睡眠期」的第二階段中，會頻繁出現於腦的前頭、頭頂葉大腦皮質內。而掌控這個「睡眠紡錘波」的司令塔則是大腦的「視床」部位。

◀ 記性差、脾氣壞，多是因為太淺眠

「慢波」和「睡眠紡錘波」是二個截然不同的波形，代表著不同的睡眠狀態。若將這些波形全部以「非快速動眼睡眠期」來做解釋，著實會惹人非議。**假如「非快速動眼睡眠期」的時間不足，大腦會因為無法獲得充分休息，而容易脾氣暴躁，也是個不爭的事實。**不但如此，將短期記憶變換為長期記憶的過程，也可能會受到損壞。

先前已跟各位提過「高沙可夫症候群（Wernicke-Korsakoff syndrome）」，也已向大家說明沒有記憶的人生有多麼悲慘。或許「高沙可夫症候群」是比較極端的例子，但是「非快速動眼睡眠期」若受到損害，大腦的記憶功能也會受到損害，同時也會影響一個人的「度量」。

練習 41

偶爾曬太陽，晚上更好睡

在之前的章節中，我已經為大家說明血清素有抗憂鬱、抗不安的作用。其實，在抗憂鬱症的藥劑裡面，都有加強突觸間血清素功能的作用。可是，能夠治癒憂鬱症的方法不只藥物，**使用光的「光療法」也具有提升憂鬱情緒、提高慾望的功效。**除了治療疾病之外，「光」在日常生活中也是一個能夠多方增加效率的物質。

為什麼「光」能夠提高血清素神經的活動率呢?事實上是因為睡眠賀爾蒙的「褪黑激素（Melatonin）」與神經傳達物質的血清素間，有著切也切不斷的極密切關係所致。早晨的光能夠促進夜晚的褪黑激素分泌，加強血清素的功用。當褪黑激素在合成時，血清素也是其中的一個重要角色。

早上曬太陽，褪黑激素的分泌量會增加

褪黑激素是由大腦中一個叫做「松果體」的部位所分泌的。**早上接受光的洗禮後，可以促進夜晚的褪黑激素之分泌，到了晚上睡覺時間時，其分泌量會到達巔峰。**

血清素的功能在光亮的白天時，會漸漸升高，同時在人體睡覺時，也有促進褪黑激素分泌的作用。透過褪黑激素及血清素的共同作用，可緩和不安與緊張，將大腦切換至睡眠模式。

如上所述，褪黑激素及血清素之間有著密切的關係。而有一種藥可以看出他們之間的密切關係，這種藥叫做「Agomelatine（嶄新型抗憂鬱藥物）」。這是一種主要用於歐洲的藥物，在日本尚未獲得認可，是一種能夠強化褪黑激素作用的藥物。聽到這裡，大概會以為這是一種能幫助睡眠的藥物，但直至今日為止，該藥物只被做為治療抗憂鬱症的藥劑使用。

睡眠賀爾蒙「褪黑激素」以及與情緒及不安感有關的「血清素」，二者之間的關

係已經不可分割了，而解開這個關係的關鍵除了藥物之外，還有「晨間之光」。「光」對我們有很大的幫助，如果不用它來治療疾病，那就太浪費大自然的能量了。

◀在明亮的室內工作，換來一夜好眠

早晨請至少曬1小時的太陽，若真的撥不出時間曬太陽，也請增加待在窗邊的時間，或者增加照明等，讓自己一早就能接受「光」的洗禮吧！

如果真的沒辦法曬太陽，人工式的電燈照明也很有效。在下雨或下雪的日子裡，請增加室內的照明度吧！假如覺得秋冬交替之際時，情緒容易低落，不妨在家試試看光療法。現代人通常從一早便十分忙碌，鮮少有時間能夠連續曬2小時的太陽。因此，**在明亮的房間裡看報紙、用早餐、收郵件等，也比待在陰暗的房間好**。「晨間之光」能夠穩定不安的心情，心情一旦穩定，就能增進睡眠效果。如果想讓自己精神百倍，接受晨間之光的洗禮可是基本動作喔！

練習

42

睡前別玩手機、電腦，才能真正的休息

在前一篇中，曾跟大家提到「晨間之光」的重要性，但有一個必須注意的要點是「照射光線的時間點」。早上接受亮光的沐浴是很重要的；但是，如果晚上還接受過多的光線照射，則會得到反效果。為什麼呢？**因為褪黑激素會減少，血清素的功能也降低了。**

進入夜晚時，仍然可見螢光燈及霓虹燈閃爍，明亮地有如白晝，請各位想像一下吧！這樣的環境真的能讓大家安心入眠嗎？我想結果完全是相反的吧！反而會讓眼睛睜得更大，越無法入睡。人們的睡眠狀況開始變得差，過著日夜顛倒的生活。

◀熬夜上網、燈開太亮，易傷身又睡不好

在亞洲繁華的大城市裡，只要一進入夜晚，街道明亮的程度幾乎是歐洲的10倍左右。雖然沒有科學上的實證，但小兒科醫師神山潤的著作《「熬夜」的大腦科學》中，提出了以下的假設說法：**「當夜晚異常明亮時，容易阻礙孩子的血清素神經發育，因此才會出現許多遇到事情就容易抓狂的小朋友。」**

我個人認為這個說法的可信度很高。近幾年來，缺乏注意力、過動或廣泛性發展障礙等的疾病，雖然還不至於全盤影響孩子的發展，卻已經讓孩子的情緒變得無法控制，就算無法以「熬夜」這個理由以一概全地說明，但我認為，「熬夜」很可能是其中一個阻礙小朋友情緒發展的原因之一。「熬夜」與「夜晚光亮」帶來的損害不只會發生於小孩子身上，對大人來說，也是導致生活規律紊亂的始作俑者。尤其是整晚沉溺於網路世界，持續看著明亮畫面，這對睡眠及精神上來說都有負面影響。

◀ **讓3C產品「定時關機」，換來一夜好眠**

那該怎麼做比較好呢？**建議在就寢前3小時，就慢慢地將房間的照明減弱**，英語的說法為「dim out」。大約在吃晚餐時就可以將燈光慢慢調暗了，房間的照明也可多用白熱燈光的燈泡或LED式的環保燈泡，較能帶來柔和的感覺。

不過，假如叫大家在夜幕低垂時便遠離電視、網路或智慧型手機，可能有很多人反而會無法安心睡覺吧！**建議可以在晚餐過後的1小時內充分使用這些產品，並利用「定時關機」的功能在睡覺前關機，讓自己習慣在睡覺時遠離這些物品吧！**

長時間看電視究竟會對生理時鐘產生多大的影響呢？這個答案目前有點難回答，因為電視的明亮是因電視機與節目而異的，節目的內容千變萬化，實在很難以科學的角度來說明。假如長期都有睡眠問題的人，除了晨間光亮外，請將周遭的環境「dim out」吧！便利商店的明亮日光燈對健康是沒什麼好處的，還可能對小朋友的大腦血清素神經造成傷害。若想從小拓展孩子的「度量」，請別忘了做好「光線管理」喔！

練習
43
睡足7小時，大腦才能完全修復

為了擁有一個身、心、靈皆健康的人生，每天到底需要多長的睡眠時間呢？

大部分的研究數據皆指出，「7小時」的睡眠時間最能讓人常保健康且長壽。也常會聽到「睡太少或太多的人，罹患某種疾病的比例將升高，壽命也可能因此而縮短」。可是，經過萬人實驗之後，研究結果並不如以上所示。這就是臨床實驗最不可思議，也最有趣的地方。每天抽一包菸，卻能健康活到90幾歲，也大有人在。

有些人總是想縮短自己的睡眠時間，希望能把握時間多做一點事情。或許，以人類想活動的慾望面來思考，這樣的想法是很自然的。但以前也有人主張，將「睡覺時間拿來從事別的活動」是很浪費的。

◀ 睡太多也不好，7小時最適宜

市面上有許多提倡「短眠法」的書籍，以追求有效率的睡眠為目標，建議大家縮短睡眠時間，省下來的時間就能用來從事別的活動。

包含我在內，醫生、研究人員所建議的睡眠時間皆為「7小時」。可是，大部分的人都能睡到7小時嗎？7小時真的能讓每個人都獲得幸福嗎？一個剛進公司的菜鳥，如果公開跟所有人表示：「我是7小時睡眠主義者，所以我要回家了。」恐怕這個菜鳥就要回家吃自己了！

剛出生的嬰兒因為睡眠時間不規律，晚上常會醒來好幾次，造成父母根本無法睡覺。此時，再怎麼提倡「睡足7小時」，我想大家也會覺得這個建議很不實際吧！

從留學時開始，我就開始思考這個問題了。當時我認識了一些在哈佛大學及名校商學院上課的朋友，每天都有非常艱難及厚重的功課等著他們。一個晚上必須閱讀200頁的英文教科書，每天只能睡3小時的人也很多。

他們可說已經處於一種「慢性睡眠遭剝奪狀態」了吧！假設將認知心理學的實驗套用在他們身上，大概會得到這樣的結果，「因為睡不飽而影響課業表現，因此睡眠時間十分重要」。

可是，他們的動機和參加實驗的人可說是天壤之別。他們專注於課業的時間約為1年，最多2年，持續的專注期限是很短的。假如不是罹患心臟病等可能危及性命的疾病，短暫性的短時間睡眠都還能支撐平日的生活。

人類的成長及發展階段不同，睡眠的狀態與睡眠品質之要求也會有所變化。年輕的時候幾乎不會聽到「睡不著」的煩惱。真要說有煩惱，頂多是煩惱自己睡過頭，上課會遲到等，這樣的「賴床」煩惱吧！

到了40幾歲以後，開始出現失眠、淺眠的煩惱。隨著年齡越來越高，睡眠時間會變得較短，睡眠品質也變得較差，「睡眠力」也隨著年齡的增長而越來越虛弱。

◀ 配合作息，找出最適合的睡眠時間

在人生的某個時期，可以縮短自己的睡眠時間，因為有許多事必須達成。假如是正處於這種時期的人，我就不會強烈建議他們一定要睡足7小時，**反而還會建議他們在不違反健康的原則下，盡量縮短睡眠時間。**

人生有許多不同的課題必須達成。20歲和50歲時，所想的煩惱與內容皆不同，自我修養亦會不同。以佛洛依德為師的發展心理學家艾瑞克森，曾提出有名的「人生發展8階段理論」，將正常人的一生，從嬰兒期至成人晚期分為8個發展階段，每個階段中都需要克服新的挑戰，成功完成後就會進入下一個階段。雖然艾瑞克森沒有針對睡眠分為8個階段，但我認為這是可以相提並論的。

「不需要拘泥於睡眠時間，但必須配合自己的人生發展，取得睡眠與活動間的平衡。」請大家一定要妥善掌握睡眠時間，讓自己變成一個有度量的人吧！

Chapter 7

人際關係，淡淡就好？

控制脾氣的 7 個祕訣

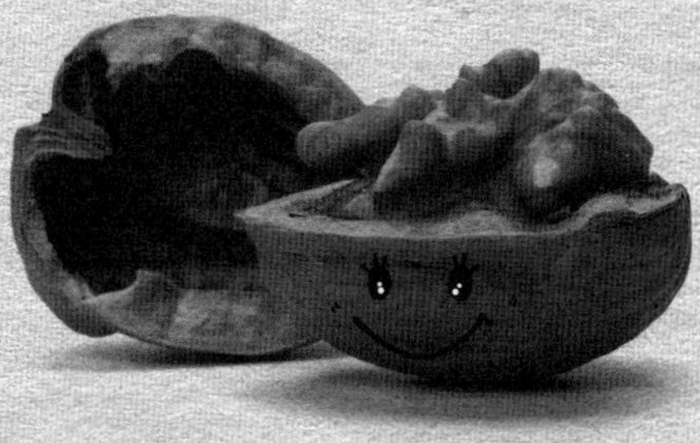

練習 44

交朋友要保持「安全距離」

當醫生在為患者看診時，常可以聽到他們跟患者說：「凡事請保持適當的距離。」假如感到不安，請與讓你感到不安的源頭保持安全距離。如果是為幻聽所苦的患者，那就請跟幻聽保持良好的距離。

各種距離當中，最常被大家拿來討論的就是「人際關係的距離」。不擅長與人往來、生活壓力大的人，最不知道該如何與他人保持適當的安全距離，因此，常求助於醫生。不過，這種「人際關係的距離」也是最難拿捏的。

公司裡一定有總是看不順眼的同事，面對這種人時，若非必要，就盡量避免與他們接觸。但有些同事，就算自己一直想避開與他們的接觸，但因工作上的關係，還是必須與這些看不順眼的人接觸，光想到這一點，就讓人想打退堂鼓了。

◀聯絡由電子郵件開始，別一開始就急著見面

車子行駛在高速公路上時，必須與前後來車保持安全距離。人與人的交往，也是如此。車子間的安全距離如同「個人安全距離」一樣，指的是可允許別人「接近自己」的最近距離。

當然，「個人安全距離」會因為人、個性或文化的差異而有所不同。家人或情人不管靠自己多近都沒有關係，不過，對青春期的孩子來說，有些孩子也不希望父母離自己太近。

包含「個人安全距離」在內，**人與人的距離會因為親疏關係而有所不同。感情越好，兩者間的距離將越近。**因此，請先了解對方的「安全距離」吧！接著，請在安全距離的範圍內，在與對方的溝通上下一點工夫。

比方說，當你跟對方說話或靠近他時，發現他沒什麼表情，但身體卻開始發抖時，表示對方比自己還緊張，這時建議各位，先不用急著與對方「面對面」互動。那

麼，該用什麼方法聯絡呢？建議可以從「電子郵件」等間接的聯絡方式開始，取得他的信任之後，或許就可以慢慢縮短彼此之間的距離了。

◀ 真的不喜歡時可先遠離，放鬆一下

假如對方是一個你真的完全不屑一顧，光是看都感到厭惡的人，要怎麼抓出與他的適當距離呢？我常在看診時告訴患者：「一定要採取終極安全距離。」也就是說，**盡量和這樣的人保持安全距離。**

但是，在職場上偏偏就會出現這種人。如果一定要跟他合作，那麼，**建議你至少遠離他5分鐘，或者距離他10公尺遠也可以，試著暫時遠離他吧！**這個方式與當車子要前往休息站時一樣，就是徹底與對方保持安全距離，讓頭腦清醒，同時也思考對方的優點。

假如真的無法完全跟對方有任何來往，請試著先將情緒引擎關閉，讓大腦再一次重新開機吧！剛開始的時候可能看某人不順眼，但隨著時間的流逝，卻漸漸喜歡上對

方，這種情形在人際關係裡是十分常見的。甚至最後步入結婚禮堂的案例也不勝枚舉，人類真是有趣的動物啊！

「個人安全距離」是因人而異的，可能會因為想法與經驗而有所不同，比足球賽中判斷射門的距離困難許多。人際關係中的「安全距離」很難拿捏，但是，只要經過時間的洗練，一定很快就能懂得如何與人保持適當的距離，自然就不容易生氣。

練習
45
找快樂的人當「夥伴」

以「清廉三木」之名為日本國人所知的日本前首相三木武夫，同時也被喻為「巴爾幹政治家」。巴爾幹政治家的「巴爾幹」指的是以舊南斯拉夫區域為中心的巴爾幹半島。

巴爾幹半島上住了阿拉伯人、希臘人、阿爾巴尼亞人、回教信仰者等，這些民族的領土因政治關係被割據成了如馬賽克磁磚大小般，因此這裡同時也被稱為「歐洲的火藥庫」。想在巴爾幹半島這種勢力如此複雜之地生存的政治家，必須能夠隨時觀察當下的狀況，有能力將敵人化為盟友。而擁有這種「化敵為友」能力的政治家便被稱為「巴爾幹政治家」。

「巴爾幹政治家」必須具備優秀的資質與才華，一動一靜之間只要有任何小差錯，可能就此失勢。日本歷史上擁有巴爾幹政治家才華的人物，首推遊走於日本戰國時期，橫跨足利、織田、豐臣、德川等時代，仍能維持自己勢力的細川幽齋（註）。

註：又名藤孝，為足利的家臣。在將軍足利義輝被殺害後，為了擁立其弟義昭而親近織田信長。在本能寺之變後，又效力於豐臣秀吉。

◂ 持續付出，一定會得到回報

假如我們能夠像巴爾幹政治家一樣，經常為優勝的一方，能夠成功遊走於世間，該有多好。然而天總是不從人願，公司裡總是會出現與自己理念不同的派系。假如屬於派系鬥爭下勝利的一方，大概還算是幸運的；如屬於敗者，可能永遠都要吃冷飯、冷菜了。如同名著《白色巨塔》一樣，在醫界裡也是有派系鬥爭的，而這樣的鬥爭仍然持續至今。

我們不可能孤單地靠著一根繩子就能游泳，並生活於海上。但是，只要堅持基本原則，等待同伴的營救，就能有一線生機。因此，**在人生道路上必須結交志同道合的**

夥伴，假如沒有，至少也要做一個中立者。

因此，你需要什麼樣的心態來達到以上的目標呢？「不在乎回報，持續給予。」這不是一種「Give & Take」的心態，而是一種「Give & Give」的心態，只要你能做到，相信你的盟友一定會日漸增多。假如「Give」兩次還不夠，建議你可以無限次地不斷給予。

這裡的「Give」指的不是給予物品或金錢，而是希望你能夠和朋友共享知識和資訊。免費獲得的資訊絕對能夠幫助你獲得許多盟友，而他們有一天一定會回報你的。

◀盟友越多，越有勝算

每當患者苦著一張臉問我：「醫生，請問我在職場上該如何和自己討厭的人來往呢？」我一定給他們以上的建議。除了「安全距離」之外，**我也會建議他們在組織裡結交志同道合的盟友，締結共同作戰的戰友。**

當有人晚上肯陪你在居酒屋訴說煩惱時，他就是一個很棒的盟友。對於這樣子的人，我想你會加倍地來感謝對方吧！因為沒有人會討厭「感謝行為」。盡量保持笑臉，不要說太多負面的話，也是一種增加盟友的好方法！**當人處於孤獨時，就算意志再堅強也無法獨自一人戰勝逆境，這時，你的「笑容」可以增加對方的能量喔！**只要多結交知心的夥伴就可以了，「親切」就是我們最好的本錢，不是嗎？

練習
46

跟脾氣不好的人相處，記得稱讚他

每個團體當中難免都會出現所謂的「問題人物」。最近很多「困惑的人們」紛紛向我求助，詢問是否有方法可以讓自己或公司等，遠離這些「問題人物」的麻煩。

幾乎所有的工作都必須藉由「團隊合作」來完成，也就是說，沒有任何工作是靠「個人努力」就能完成的。**「團隊合作」講求的是追求同一個目標的共識，為了達成目標，工作的過程、期間、最後邁向成功等，都必須透過良好且完整的溝通，才能讓事情順利完成。**

然而，並不是每一個團隊的工作都能順利進行，難免會溝通不良。在團隊裡也常會聽到一些反對的聲音，如果目標不明確、或執行的過程中出現問題，可能會讓團隊內的不平之鳴變得更大聲吧！此時，就必須採取其它的方法來解決了。

◀ 想和睦相處？切記別傷害他的自尊心

或許有些人很容易做出一些較情緒化的動作，不考慮別人，做出破壞團隊氣氛的事情，也有人是無法在工作與團隊間找到平衡。最近，越來越多人會無故遲到、怠工，不知為何，這種情形似乎越來越嚴重。

這種人大部分都是無法控制情緒、無法了解他人心情的人，只有工作時才出現憂鬱傾向。雖然沒有正確的診斷名稱，但以精神醫學用語來說，無法控制自己情緒，是屬於衝動、爆發性較強的人。無法以同理心了解他人心情的人，甚至可能有發展障礙的傾向。**上班時間無故怠工，但休假日卻能快樂與朋友出遊的人，被稱為是一種「新型憂鬱症」**。

面對不同類型的人，必須採用不同的人際關係與對方相處。但是，我們要怎麼做才能讓團隊合作變得更圓滑，盡量不讓團體或自己受波及呢？**有一個共通原則就是「絕對不能傷害那些問題人物的自尊心」**。

◀除了讚美也要提點，讓他永遠有動力

並不是叫大家必須對他們睜一隻眼、閉一隻眼，完全接受他們的缺點。而是，這些人的共通點就是他們在人格形成或精神發展的過程中比較遲緩，或者較少遇到挫折、煩惱，因此才會造成心智發展停留於未成熟的狀態。具體來說，只要團隊的所有成員能遵守以下的三大原則，就可以將團體所受的傷害降到最低：

❶在人前不要大肆地責備成員。

❷不要把工作丟給成員，甚至丟下一句：「你先做。」便轉頭走人。

❸適時讚美、適時警告、適時讚美。

因為自己身為精神科醫生，所以有很多機會可以與患者的上司或擔任管理階層的人面談，我都會建議他們，在職場上盡量不要傷害到患者的「自尊心」。不要讓員工在眾人面前顏面盡失，我想這是身為「人」應該為對方著想的地方。

沒經過深思熟慮便將工作派任給部屬，只會讓人感到措手不及、無所適從。一直

不斷地讚美對方，可能會讓被讚美之人感覺自己被當笨蛋耍。因此，剛開始要適時地讚美，接著指出注意點，最後再適時讚美，讓對方能夠永遠保持工作的動力。

◀給自己獨處的時間，思考對策

倘若不知道如何應付他們，或當團隊的成員及領導者被耍得團團轉時，你可能就會開始對他們感到厭煩，甚至厭惡他們。可是，這些人又對別人投入的負面情緒相當敏感，這也是他們的一大性格特質。

為了建構這樣子的團隊系統，首先必須注意自己的情緒與行動的一致性。因此，請定期地給自己多一點時間，讓自己獨處、思考。當你的思緒完全被眼前的麻煩事佔據時，你將無法做全盤性的考量。**什麼都不做，找個屬於自己的時間想想將來，也是一種防止自己度量變小的良好習慣喔！**

練習

47

「同理心」，培養大氣度的關鍵

之前曾建議各位要結交屬於自己的「盟友」，但如果只為了自己的利益而結交盟友，就有點小氣了。不只為了自己，同時也讓對方氣度變大，能戰勝自己，這才是大氣度的人所做的事。

我們也常能在運動員的訪談中聽到他們感謝勁敵的發言，為了拓展對方的氣度，「Give & Give」雖然也很重要，但互相競爭、切磋琢磨也是必要的。**「不想輸」的競爭心態是讓自己進步的關鍵能量。**

可是，競爭之下可能會出現嚴苛的結果。對方可能會在自己之上。原本與自己同層級、或者對方的層級可能在自己之下，但最後卻超越自己，接受這樣的事實也是人生必須經歷的課題。「哎！假如當時不要幫他，對我自己會更有利。」、「假如當時不要告訴他那些相關資訊，那傢伙也不會有這種好眼光吧！」——請丟掉這些小氣鬼才有的想法吧！我們應該為別人的成功感到開心。

◀ 越自私，越無法產生同理心

除了自己獲勝之外，偶爾也讓別人贏一場吧！「雙贏」的局面不只適用於商業場合，日常生活也能適用喔！

對於別人的幸與不幸，我們都應該以「同理心」對待。「同理心」是人類過社會群居生活時，十分重要的高層次功能。相反地，「幸災樂禍」的人，當他們看到敗者臉上的悔恨時，竟會露出喜悅的表情，這種反應稱為「反同理心」，可說是度量小的人才會有的情緒反應。

放射線醫學綜合研究所的研究團隊，觀察當「勝者」看到「敗者」悔恨表情時的大腦反應。結果發現，在大腦前額的一個名為「前扣帶迴」的部位上，發現比平常更強的電力訊號。更有趣的是，越愛自己，也越自戀，其額葉的電力訊號反應更強。由腦神經細胞發展出的「反同理心」之構造，牢牢地存在於自戀者的內心。

◀「只在乎自己」的人，氣度一定小

現代人通常都是愛自己的，但是，盡量拋開「只要自己好」的自掃門前雪心態，請同時追求別人的幸福吧！唯有周遭的朋友度量大了，自己也才會受到連鎖反應的效果影響。在公司或團體裡也一樣，人們才不會分散，通常會聚集於同一個團體或組織內。擁有優秀工作人員的大學或醫院，才能網羅到更多優秀的人才。沒有值得尊敬的組織，縱使擁有再大的權力及金錢，也無法讓人才聚集於該組織內。**拋開自戀及獨善其身的心態吧！幫助別人拓展氣度，也會讓自己的度量漸漸地變大喔！**

練習

48

拿出兩成的熱情，保留八成的情緒

曾經有人這麼對我說過：「醫生，您對人的表情好像總是淡淡的耶！」或許是職業病吧！因為我知道過於「感情用事」，會讓自己無法做出正確的判斷，甚至可能刺激到對方。不管什麼工作都有共通的地方，但我認為，**「八成理性，兩成熱情」的溝通模式，是最能夠維持距離感，又不會讓溝通變得疲累的秘訣。**

就算不是精神科醫生，工作時保持冷靜，不要過度感情用事、情緒化等，應該是現代人的常識吧！然而，卻從來沒有人教我們應該如何做，我們似乎只能在公司裡從前輩或上司的工作樣貌上學習。

◀「淡淡的笑容」，力量最大

我自己在實習醫生的時期，特別缺乏冷靜思考的能力，常在做了欠考慮的事情後，再做事後的反省。常常因為過度熱情，反而刺激了患者，最後只得到「治療延遲」的回報。不經意的一句話，讓現場狀況變得更糟等，我常反省這些自己有意或無意間所犯的錯誤。

因此，累積的經驗多了以後，我便學習到一個大原則，**就是「看著對方表情說話，不要急著反對，學著接受，淡淡地以微笑對待他人」。**

在醫院最常接到的抱怨就是：「醫生不看患者的表情，只看電腦螢幕畫面說話。」醫生通常會努力地看著螢幕，敲著鍵盤，結果敲鍵盤的聲音成了主角，患者的聲音成了配角。雖然醫生不用一直盯著患者的臉說話，但以溝通原則來說，「看著對方的表情說話」是再基本不過的原則了。

◀講話時要「投入」，但不必「深入」

「傾聽對方說話，接受自己所能接受的部分」，這時你與對方的溝通已成功跨出第一步了。假如一開始便不斷說教或發言過於主觀，只會讓對方對你的發言內容越來越抗拒。尤其是初次見面時產生的「距離感」，可能會造成彼此的關係難以修補。

接下來就是「淡然地接受對方」。千萬不要面無表情地說：「是喔，這樣子啊！」**以笑容承接對方說的話，但不要過度進入他的談話內容中。**就算對方興奮不已或開始唉聲嘆氣，甚至放聲大哭，自己都不需要產生連鎖反應，只要傾聽對方說話，並且「接受」即可。

可是，光只接受對方的談話，可能也會出現不歡而散的狀況。尤其在商場上更是如此，**特別是長期來往的客戶，有時還是要適時地給予「熱情」！**請拿出你的熱情與人談話吧！過於平淡的對話是不夠力的喔！

◀ 不能來者不拒，「要求」要有所取捨

一位我熟識的精神科醫生曾教過我一種「當頭棒喝療法」，基本上，我們必須認真傾聽對方的話並給予支持，漸漸地便能獲得對方的信任。可是，對於患者提出的一些無理要求，例如：「希望每天都能請醫生為自己看診。」、「希望醫生開禁藥。」等要求時，就必須適時地跟患者說：「不行！」給對方一個當頭棒喝。

雖然不是正式療法，**但如果無法與患者之間充分建立「互信關係」，醫生將對患者無計可施。**患者也可能會對醫生的「暴怒」而大吃一驚。不過，事實上通常都是醫生被「暴怒的患者」嚇到。

或許這就是「雙面人」吧！不過，熱情對人是可以被接受的，但經常反覆性地出現時怒時悲的情緒化行為，也無法建構穩定的人際關係。特別是在商場上，淡淡地與對方交涉也是一種談生意的訣竅。如果真的受不了，可以趁午休時間時以真實的性情與人對話，總之，**「拿出兩成的熱情，保留八成的情緒」是最好的情緒管理原則。**

練習 49

相信自己有「跳出逆境」的本能

自從東日本發生大地震以來，常可以聽到「自我復元力（resilience）」這個字，或許這個關鍵字正是我們今後所應抱持的人生哲學。**「自我復元力」指的是遇到疾病等困難狀況時的耐性、恢復力，以及復元力。**

精神醫學方面，這個「自我復元力」的概念正快速流行中。一直以來，精神障礙的治療與研究，皆把重點放在病人的弱點、缺點等負面觀點。「統合失調症」不就是因為脆弱的神經系統無法接受外來刺激而發病的嗎？「憂鬱症患者」的血清素功能低下，不也是跟抗壓力過低有關係嗎？「特定的基因」不也成了發病的導火線？

就研究觀點來說，這種假設說法是很重要的。可是，通常這種假設說法很快會演變成負面的想法。「**你的抗壓力太弱，要多注意。**」——像這種只知道找患者缺點，在傷口上灑鹽的建議，只會讓患者做事變得更小心翼翼且更膽小。

◀「自我復元力」奏效，人會自己好起來

「自我復元力」的思考模式，與一般的想法剛好相反，著重在「回顧發病的病因」、「跳脫環境，不強調患者本身有多脆弱」，及「重視患者的復元力」。**重視、尊重患者，幫助患者預防疾病，早日回歸到社會，這種以復健動作為主的觀點，正是所謂的「自我復元力模式」。**

一味指責患者的缺點，我想沒有人喜歡如此地被挑剔吧！當我們遇到失敗與挫折時，當然會感到失落。「自我復元力」的概念其實是兒童成長過程研究的基礎。

美國發展心理學家的研究團隊在夏威夷某小島上進行一系列的長期縱貫研究，研究島上一九九五年出生的698位兒童之發展。他們一邊注意這些孩子的身體與心理發展，一邊為他們做追蹤研究直到長大成人，將發生在他們身上的麻煩及挫折、不幸列為成長的危險因子。如果以舊的研究模式來說，他們是屬於「脆弱群組」。

調查對象中，有201位兒童被歸類為高危險的脆弱群組，可是，有1/3的兒童卻能在處於身心健康的狀態下，健康地長大成人。這都是因為某種因素在體內保護了他們，這個關鍵就是「核心復原力」。

人人都有「脫離逆境」的本能

「自我復元力模式」將重點放在能夠克服各種環境的「人類可塑性」，關於這一點，自治醫科大學精神醫學教室的加藤敏醫生認為，比起佛洛依德或馬克斯的精神分析理論，這樣子的結果和達文西的進化論是可以相通的。

日本東北大地震是前所未有的大災難，世界各地皆對日本伸出援手。當地災民所受的苦難是可想而知的，但除了災區之外，不安及沉重的心情也開始感染了其它的日本人民。我在臨床的診療現場感受最深，因為精神不安的人越來越多了。

可是，**人類擁有「跳出逆境」的復元力**。指出日本人擁有強大復元力的人物並非日本人，而是美國人。在海嘯中失去家園的女性仍然不忘做資源回收的動作、一位經歷許多學生失蹤的痛苦老師，在記者採訪時仍然不忘感謝記者。這些場景皆歷歷在目地烙印在美國資深記者的眼裡，因此，他便以「強烈感受到日本人的自我復元力及尊嚴」為題做相關報導。

有些人認為「自我復元力」只是正面思考的擴大解釋而已，不過，我認為兩者是明顯不同的。這不是一種不自然的正向思考，它是一種天生的才能。**相信跳脫困難的「自我復元力」，便能相信生命的力量，並堅強地活著。**在人類的成長路途上，相信自己並一步步往前走，才是真正的生命意義，不是嗎？

練習

50

好好睡一覺，忘記不愉快的記憶

一個有度量的人，能夠靈活地切換自己的情緒開關。不但不會輕易犯錯或引發爭執，還會將上一個痛苦經驗活用於下一個計劃或行動中。可是，不會切換自己的情緒，碰到事情永遠猶豫不決，這種人應該不少吧！

「睡一覺起來，便可忘掉所有討厭的事情。」嚴格來說，這其實是不太正確的說法。如果是平常的小事情，或許還能辦到。

大腦科學研究的結果指出，**擁有充足睡眠的人，會將「親和力」加入喜悅或希望等正面情緒中。相反地，沒有充足睡眠的人，容易出現憤怒或不安等負面情緒。**

◀睡越熟，越幸福

根據美國加州大學柏克萊分校的研究團隊之研究結果指出，人的情緒處理皆和適度的睡眠有密切關係。他們請受測者做睡覺測試，記錄受測者睡眠前後的表情。同時，也將睡眠時間做了各種不同的改變。結果包含「快速動眼睡眠」的測試在內，發現睡覺時，快速動眼睡眠期較短、較熟睡的人，比起淺睡的人而言，表情較幸福與放鬆，正向情緒較多。

相反地，無法熟睡或沒有午睡的受測者，表情常會出現憤怒、焦慮、不安等負面表情，同時反應也變得較為敏感。假如睡眠不足，可能會讓憤怒、不安、恐懼等負面情緒變得敏感，情緒常處於一觸即發的狀態。也就是說，能夠熟睡的人，想法較幸福且充滿喜悅。

在此，我並不是要說「充足的睡眠」能夠完全消除人的記憶。可是，**充足的睡眠卻能夠幫助人忘記不愉快的記憶，提醒自己不要再想起難過的回憶**，這便是大腦的功能。而在處理這些記憶的過程當中，睡眠便扮演了重要的角色。

◀「睡一覺起來就忘了！」這種人度量最大

「睡一覺起來就忘了！」正確來說，應該是「睡覺後能變得較不在意煩惱，能將注意力轉移到別的事情上」，或許這也是健康大腦的功能。

人類的記憶中有自然的「治癒力」，因大地震或戰爭、犯罪等出現的「創傷後壓力心理障礙症」，主要的症狀就是「無法忘記過於震驚的事情」，甚至每天做惡夢。

在發病初期會產生強烈的不安感及連續做惡夢等，嚴重者還可能出現自殺傾向。但是，相關研究大都指出，如果花了10年、20年，患者還無法完全忘記創傷記憶，至少，他的心靈能夠漸漸恢復到較平靜的狀態。

「漸漸地不在意，最後忘記」——這才是大腦的高層次功能。讓大腦獲得充足的睡眠，有助於幫助大腦處理不愉快的記憶。著名的心理學家也曾說過，將所有事皆記在腦海裡反而是一種不幸。人生有許多必須記住的事情，就別讓那些不需要記住或是不想記的事情佔據大腦的記憶空間吧！

大器的人都一定會說：「好好睡一覺，把所有煩惱忘得一乾二淨吧！」

沒有天生的壞脾氣，「練習」就能改變！

過去，松下幸之助先生與土光敏夫先生曾經針對日本古代的將軍，撰寫有關「氣度」的作品。其實，這兩位前輩正是最具代表的「大度量先生」！

我自己也曾疑惑，像我這種後輩可以同樣以「度量」為題來寫書嗎？事實上，當時我自己也不知該如何做才好。不過，真正的「大度量先生、小姐」，是不用特地寫下本書與大家分享的。

正當我為自己的作品感到懷疑時，一直很照顧我的草思社吉田充子小姐給了我很大的鼓勵。雖然當時我也曾經因為怕自己不夠格而開始怯步，不過，吉田小姐幫我揮去了這些怯步的心情。

雖然我寫了這本書，但自己仍是一個正在前往「有氣度」目標邁進的人。偶爾也會不擅於控制情緒，甚至有時也會暴怒。但我努力以謙虛的態度傾聽別人的建議，控制自己情緒，也總算完成了這本作品。

實踐50個練習，找到自己的幸福

可是，我一個人是無法完成這本書的。謝謝一直以來指導我的恩師及前輩們，還有那些讓我感受到教學有多麼重要的後輩、實習醫生及醫學院的學生們、給我良性刺激的好友們，及讓我充分累積許多臨床診療經驗的患者們，最後，還要謝謝一直支持我的家人們。因為有他們，才能有今日的我。感謝之意，實在不足以筆墨形容。

最後，**希望這本書能夠讓大家的身心越來越健康、寬廣，讓自己的度量變得越來越大。並藉由這本作品能夠創造屬於自己的幸福，進而促進社會的幸福。**

西多昌規

Easy 輕鬆學 輕鬆學系列013

不為小事抓狂的50個練習：

大腦決定你的「度量」，增加「腦容量」，脾氣一定會變好！

「器が小さい人」にならないための50の行動：
脳科学が教えるベストな感情コントロール法

作　　者	西多昌規
譯　　者	郭欣怡
出版發行	采實文化事業股份有限公司 116台北市羅斯福路五段158號7樓 電話：（02）2932-6098 傳真：（02）2932-6097
電子信箱	acme@acmebook.com.tw
采實粉絲團	http://www.facebook.com/acmebook

總 編 輯	吳翠萍
主　　編	陳永芬
執行編輯	姜又寧
日文編輯	王琦柔
校　　對	陳永芬・姜又寧
業務經理	張純鐘
業務專員	李韶婉・邱清暉
行銷組長	蔡靜恩
行政會計	江芝芸・賴芝巧
美術設計	Javick
內文排版	菩薩蠻數位文化有限公司
插　　畫	夢想國工作室
製版・印刷・裝訂	中茂・明和
法律顧問	第一國際法律事務所 余淑杏律師

ISBN	978-986-6228-49-0
定　　價	260元
初版一刷	2013年01月03日
劃撥帳號	50148859
劃撥戶名	采實文化事業股份有限公司

國家圖書館出版品預行編目資料

不為小事抓狂的50個練習：大腦決定你的「度量」，增加「腦容量」，脾氣一定會變好！西多昌規原作；郭欣怡譯.—初版.—臺北市：采實文化，民102.01　面；　公分. --（輕鬆學系列；13）譯自：「器が小さい人」にならないための50の行動：脳科学が教えるベストな感情コントロール法
ISBN　978-986-6228-49-0（平裝）
1.健腦法
411.19　　101020400

廣	告	回	信
台北郵局登記證			
台北廣字第03720號			
免	貼	郵	票

采實文化 ACME PUBLISHING 采實文化事業股份有限公司

116台北市文山區羅斯福路五段158號7樓

采實文化讀者服務部　收

讀者服務專線：（02）2932-6098

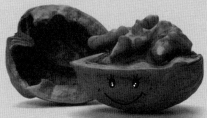

不為小事抓狂的50個練習

西多昌規◎著　郭欣怡◎譯

大腦決定你的「度量」

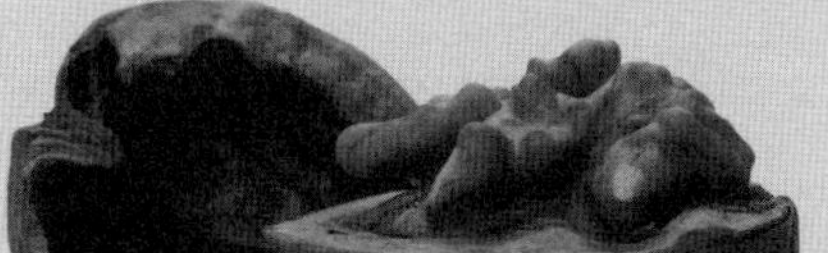

「器が小さい人」にならないための50の行動：

脳科学が教えるベストな感情コントロール法

Easy 輕鬆學 **系列**專用回函

系列：輕鬆學013

書名：不為小事抓狂的50個練習：大腦決定你的「度量」，增加「腦容量」，脾氣一定會變好！

讀者資料（本資料只供出版社內部建檔及寄送必要書訊使用）：

1. 姓名：
2. 性別：☐男 ☐女
3. 出生年月日：民國 年 月 日（年齡： 歲）
4. 教育程度：☐大學以上 ☐大學 ☐專科 ☐高中（職） ☐國中 ☐國小以下（含國小）
5. 聯絡地址：
6. 聯絡電話：
7. 電子郵件信箱：
8. 是否願意收到出版物相關資料：☐願意 ☐不願意

購書資訊：

1. 您在哪裡購買本書？☐金石堂（含金石堂網路書店） ☐誠品 ☐何嘉仁 ☐博客來 ☐墊腳石 ☐其他：____________（請寫書店名稱）
2. 購買本書日期是？_____年_____月_____日
3. 您從哪裡得到這本書的相關訊息？☐報紙廣告 ☐雜誌 ☐電視 ☐廣播 ☐親朋好友告知 ☐逛書店看到☐別人送的 ☐網路上看到
4. 什麼原因讓你購買本書？☐對主題感興趣 ☐被書名吸引才買的 ☐封面吸引人 ☐內容好，想買回去做做看 ☐其他：____________（請寫原因）
5. 看過書以後，您覺得本書的內容：☐很好 ☐普通 ☐差強人意 ☐應再加強 ☐不夠充實
6. 對這本書的整體包裝設計，您覺得：☐都很好 ☐封面吸引人，但內頁編排有待加強 ☐封面不夠吸引人，內頁編排很棒 ☐封面和內頁編排都有待加強 ☐封面和內頁編排都很差

寫下您對本書及出版社的建議：

1. 您最喜歡本書的特點：☐實用簡單 ☐包裝設計 ☐內容充實
2. 您最喜歡本書中的哪一個章節？原因是？

____

____

3. 您最想知道哪些關於自我啟發、情緒管理的觀念？

____

____

4. 人際溝通、成功勵志、說話技巧、投資理財等，您希望我們出版哪一類型的商業書籍？

____

____